时代新健康系列

职场疲劳的自我调养

ZHICHANG PILAO DE ZIWO TIAOYANG

胡维勤 ◎ 编著

时代出版传媒股份有限公司
安徽科学技术出版社

图书在版编目（CIP）数据

职场疲劳的自我调养 / 胡维勤编著 . -- 合肥：安徽科学技术出版社，2015.1（2025.6 重印）
（时代新健康系列）
ISBN 978-7-5337-6496-8

Ⅰ．①职… Ⅱ．①胡… Ⅲ．①疲劳（生理）—食物疗法 Ⅳ．① R247.1

中国版本图书馆 CIP 数据核字（2014）第 267838 号

职场疲劳的自我调养　　　胡维勤　编著

出版人：王筱文　　选题策划：丁凌云　吴 玲　　责任编辑：黄 轩
出版发行：安徽科学技术出版社　　http://www.ahstp.net
　　　　（合肥市政务文化新区翡翠路 1118 号出版传媒广场，邮编：230071）
　　　电话：（0551）63533330
印　　制：北京一鑫印务有限责任公司　　电话：（010）61424266
（如发现印装质量问题，影响阅读，请与印刷厂商联系调换）

开本：720×1016　1/24　　印张：6　　字数：150 千
版次：2015 年 1 月第 1 版　　2025 年 6 月第 2 次印刷

ISBN 978-7-5337-6496-8　　定价：59.00 元

版权所有　　侵权必究

前言 PREFACE

世界卫生组织（WHO）对新世纪"健康"的定义是：健康不仅仅是指没有疾病或者不虚弱，而是身体上、心理上、社会适应上的完好状态。其中社会适应性取决于身体和心理的素质状况，而身体健康又是心理健康的物质基础。总而言之，良好的身体状况有利于维持良好的情绪状态，保证心理健康和良好的社会适应性。

然而，随着经济的发展，人们生活水平提高的同时，生活节奏也越来越快，更多的人也出现了亚健康状态，表现为容易便秘、失眠、疲劳、颈肩腰腿痛等，这些大多是由于不良的饮食和生活习惯引起。人一旦长期处于亚健康状态，很容易导致一系列慢性疾病，如肠胃病、肝病、肾病等。另外，由于西方生活方式的引入，高蛋白质、高嘌呤食物的摄入增加，引起肥胖、高血压、高脂血症、糖尿病、痛风等病症的增多，严重影响人们的身心健康。

人们对健康的关注度逐渐升高，其实很多时候，保持良好的生活方式和饮食习惯，就能有效地调理并缓解各种病症。本套"时代新健康系列"丛书，秉承"新健康"的理念，以帮助人们调理亚健康状态、缓解各种疾病症状为目的，为读者提供各类病症的"自我调养"方式，为健康加分。

办公室一族，因长期久坐、伏案工作，工作压力大又缺乏锻炼，容易出现失眠、便秘、疲劳等亚健康症状，颈椎、腰椎也出现多种不适，严重威胁身心健康。《便秘的自我调养》《失眠的自我调养》分别为读者介绍了相应的基础知识、宜吃食物、忌吃食物、调养食谱、穴位疗法等，轻松解除便秘和失眠的痛苦；《职场疲劳的自我调养》

《颈肩腰腿痛的自我调养》则从各个角度对职场各类疾病进行了深度剖析，并从食疗和穴位疗法方面全面调理各种亚健康症状，还办公室一族一个健康的身体，保证正常的生活和工作状态。

从调理常见疾病入手，《肠胃病的自我调养》《肾病的自我调养》《肝病的自我调养》《男科病的自我调养》《妇科病的自我调养》则有针对性地为患者提供可行的饮食疗法、穴位疗法、运动疗法等，让患者从多方面收获健康。

"三高"、痛风等病症通常被称为"慢性杀手"，而饮食疗法对其的预防和控制有积极作用。《高血压的自我调养》《痛风的自我调养》《糖尿病的自我调养》《高脂血症的自我调养》精心选取对症的调养食材，为患者提供实用的饮食原则和调理食谱，配合运动、穴位调养法，达到控制病情及有效预防并发症的目的。

儿童是祖国的花朵，是未来的希望，但是一些常见病也会困扰着稚嫩的他们，作为家长，拥有一本《儿童常见病的自我调养》是很有必要的，书中提供了针对儿童各种常见病的饮食和生活调养法，为孩子扫去"阴霾"，还孩子健康成长的天空。

疾病本身并不可怕，可怕的是对疾病的误解和不正确的调养方式。本套丛书所列出的调养方式，并不能代替常规医疗，如果患者病情严重，应积极就医，以免延误病情。愿本套"时代新健康系列"丛书所传达的新健康理念，为读者的身心健康带来帮助。

目录 CONTENTS

Part 1 办公室白领常见疲劳的自我调养

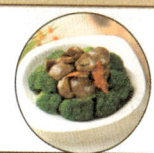

用眼过度引起的"干眼症" …… 002
燕窝虫草花猪肝汤 …… 003
牛肉南瓜粥 …… 003
红枣枸杞茶 …… 004
决明子明目茶 …… 004
按摩睛明穴 …… 005
按摩承泣穴 …… 005
常吹空调易患"空调病" …… 006
葱白姜汤面 …… 007
西瓜翠衣炒鸡蛋 …… 007
生姜柠檬热饮 …… 008
荷叶乌龙茶 …… 008
按摩肩外俞穴 …… 009
按摩天髎穴 …… 009
身体疲劳易患感冒 …… 010
猪血参芪红枣粥 …… 011
草菇西蓝花 …… 011

小心办公室辐射 …… 012
燕麦黑芝麻豆浆 …… 013
胡萝卜西红柿橙汁 …… 013
小心"二手烟"的危害 …… 014
蜜枣枇杷雪梨汤 …… 015
枸杞芹菜炒香菇 …… 015
空气干燥易导致皮肤瘙痒 …… 016
红枣乳鸽粥 …… 017
西红柿炒圆椒 …… 017
压力过大易急躁易怒 …… 018
果味冬瓜 …… 019
佛手猪肝汤 …… 019
金银洛神蜂蜜茶 …… 020
玫瑰蜜枣红茶 …… 020
按摩曲泽穴 …… 021
按摩间使穴 …… 021
上火导致痘痘多 …… 022

马齿苋薏米绿豆汤 …… 023	参须红枣茶 …… 036
山竹银耳枸杞甜汤 …… 023	按摩肾俞穴 …… 037
荷叶茶 …… 024	按摩大肠俞穴 …… 037
玉竹西洋参茶 …… 024	**办公室一族要小心腰肌劳损** …… 038
按摩液门穴 …… 025	东坡豆腐 …… 039
按摩外关穴 …… 025	金樱子杜仲煲猪尾 …… 039
久坐常常引起便秘 …… 026	杜仲茶 …… 040
橄榄油拌西芹玉米 …… 027	活血补气茶 …… 040
蜂蜜蛋花汤 …… 027	按摩肾俞穴 …… 041
决明子红枣枸杞茶 …… 028	按摩三阴交穴 …… 041
大黄蜂蜜润肠茶 …… 028	**办公室人群小心颈椎病** …… 042
按摩支沟穴 …… 029	豌豆炒牛肉粒 …… 043
按摩府舍穴 …… 029	茄汁鳜鱼 …… 043
久坐常常引起痔疮 …… 030	金银花茶 …… 044
杏鲍菇炒芹菜 …… 031	菊花茶 …… 044
核桃芝麻豆浆 …… 031	按摩肩井穴 …… 045
久坐易导致"鸭梨臀" …… 032	按摩大椎穴 …… 045
按摩三阴交穴 …… 033	**办公室人群当心肩周炎** …… 046
按摩中脘穴 …… 033	胡萝卜红烧牛肉面 …… 047
久坐易腰背酸痛 …… 034	生地桃仁红花炖瘦肉 …… 047
桑葚黑豆黑米粥 …… 035	山楂玫瑰茶 …… 048
白菜炖豆腐 …… 035	姜汁红茶 …… 048
红枣桂圆枸杞茶 …… 036	按摩云门穴 …… 049

按摩肩井穴 ………………………… 049
久坐族易患前列腺炎 ………………… 050
按摩三阴交穴 ……………………… 051
按摩命门穴 ………………………… 051
办公室女性小心月经不调 …………… 052
益母草炖蛋 ………………………… 053
莲子红枣豆浆 ……………………… 053
当归桂圆茶 ………………………… 054
洛神玫瑰茶 ………………………… 054
按摩足三里穴 ……………………… 055
按摩血海穴 ………………………… 055
过度疲劳易导致免疫力低下 ………… 056
香菇扒生菜 ………………………… 057
虫草山药排骨汤 …………………… 057
薄荷鲜果茶 ………………………… 058
蜂蜜柠檬茶 ………………………… 058
按摩气海穴 ………………………… 059
按摩合谷穴 ………………………… 059
过度疲劳易引起盗汗 ………………… 060
金樱子黄芪牛肉汤 ………………… 061
生地炖乌鸡 ………………………… 061
常用鼠标点出"鼠标手" ……………… 062
葱韭牛肉 …………………………… 063
胡萝卜黑豆浆 ……………………… 063
按摩阳池穴 ………………………… 064
按摩大陵穴 ………………………… 064

Part 2 应酬一族常见疲劳的自我调养

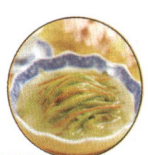

经常应酬易肥胖 ……………………… 066
五彩黄瓜卷 ………………………… 067
水果串 ……………………………… 067
决明子苦丁茶 ……………………… 068
薏米荷叶山楂茶 …………………… 068
按摩足三里穴 ……………………… 069
按摩中脘穴 ………………………… 069
应酬多喝出啤酒肚 …………………… 070
炝汁白菜 …………………………… 071
上汤黄花菜 ………………………… 071

应酬多易患脂肪肝 072
普洱茶 073
双花山楂茶 073
应酬太多易患痛风 074
蒜片苦瓜 075
黄瓜猕猴桃汁 075
应酬多小心"酒精中毒" 076
西红柿汁 077
香蕉奶昔 077
应酬多导致肠胃功能紊乱 078
小米山药粥 079
牛奶面包粥 079
消化不良、上火引起口腔溃疡 080
绿豆奶粥 081
蔬菜蛋黄羹 081
食无定时易引起胃反酸 082
丝瓜绿豆粥 083
双色馒头 083
消化不良容易导致口臭 084
冬瓜绿豆粥 085
干贝花蟹白菜汤 085

不吃早餐易引发胃痛 086
南瓜山药杂粮粥 087
鱼蓉瘦肉粥 087
西红柿鸡蛋打卤面 088
肉末蒸鹅蛋羹 088
按摩中脘穴 089
按摩手三里穴 089
应酬多血糖易升高 090
苦瓜焖鲳鱼 091
西芹百合炒红腰豆 091
按摩三焦俞穴 092
按摩肾俞穴 092

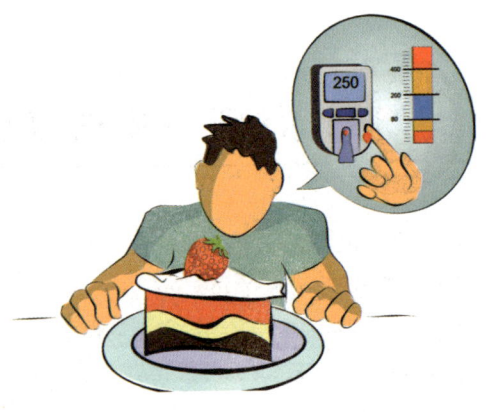

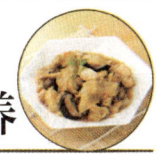

Part 3 消疲健脑，缓解职场疲劳的自我调养

压力大引起偏头痛 ······094	**压力大引起烦躁、焦虑** ······104
燕麦豆浆 ······095	紫薯桂圆小米粥 ······105
天麻焖鸡块 ······095	豌豆炒口蘑 ······105
川芎红花茶 ······096	**疲劳引起神经衰弱** ······106
竹叶玫瑰茶 ······096	口蘑蒸牛肉 ······107
按摩风池穴 ······097	芡实莲子煲猪心 ······107
按摩太阳穴 ······097	**劳累过度易引起心悸、心慌** ······108
春季上班犯困打瞌睡 ······098	枸杞猪心汤 ······109
薄荷柠蜜茶 ······099	小麦灵芝甜粥 ······109
茉莉花柠檬茶 ······099	**劳累过度易引起阳痿** ······110
过度疲劳导致失眠 ······100	红酒茄汁虾 ······111
枣仁蜂蜜小米粥 ······101	参蓉猪肚羊肉汤 ······111
桂圆桑葚奶 ······101	**用脑过度常健忘** ······112
经常加班熬夜导致体力差 ······102	核桃花生豆浆 ······113
灵芝炖牛肉 ······103	金枪鱼鸡蛋杯 ······113
黄芪红枣鳝鱼汤 ······103	按摩百会穴 ······114
	按摩神门穴 ······114

Part 4 特殊职业常见疲劳的自我调养

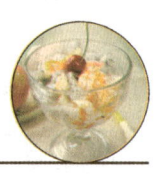

小心职业性哮喘 ·············116
蚝油丝瓜 ·····················117
杏仁豆浆 ·····················117
户外工作易中暑 ·············118
绿豆沙 ·······················119
白萝卜海带汤 ·················119
说话多导致嗓子嘶哑疼痛 ·····120
燕窝贝母梨 ···················121
胖大海炖雪梨 ·················121
过度用嗓易导致咽喉炎 ·······122
罗汉果红米粥 ·················123
枇杷银耳汤 ···················123
抽烟多易引起慢性支气管炎 ···124
橄榄鸡汤 ·····················125
鱼腥草金银花瘦肉汤 ···········125
电话打太多易引起耳鸣、头痛 ·126
按摩头维穴 ···················127
按摩百会穴 ···················127

站太久容易引起静脉曲张 ·····128
按摩足三里穴 ·················129
按摩太冲穴 ···················129
经常化妆易患接触性皮炎 ·····130
桑菊银花茶 ···················131
丹参冬瓜皮茶 ·················131
常出差，晕车晕机太难受 ·····132
酸奶水果杯 ···················133
芒果香蕉蔬菜沙拉 ·············133
按摩内关穴 ···················134
按摩合谷穴 ···················134

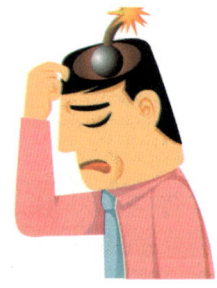

part 1 办公室白领常见疲劳的自我调养

办公室白领每天绝大多数时间是坐在电脑前，他们的工作量比较大，压力也比较大，常常会有很多不适。比如整天面对电脑，导致用眼过度、眼干、眼疲劳、"鼠标手"；久坐引起腰椎疼痛、便秘、痔疮；工作量大、压力大导致上火、身体抵抗力差；办公室开空调导致空调病等。这些疲劳、不适不仅会影响工作，还会影响身体状况。

本章为您分别介绍20种办公室白领常见的疲劳症状，并且提供相关的调养食谱、花草茶以及按摩方法。

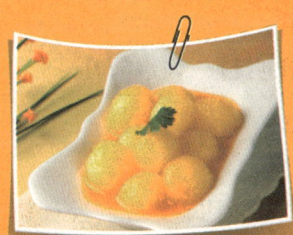 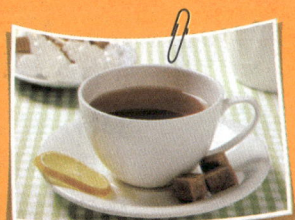 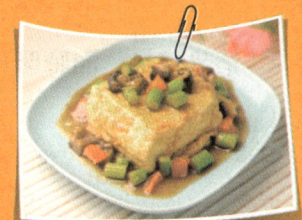

用眼过度引起的"干眼症"

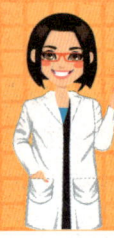

病症简介

由于长时间使用电脑、手机，"干眼症"是办公室白领发病率最高的眼病，主要指用眼过度造成的泪液数量下降或质量改变，导致眼部有干涩感、异物感、烧灼感、痒感、眼红、视疲劳、视力波动等不适症状。预防干眼症要多眨眼；眼睛与电脑显示器保持至少60厘米的距离，视线保持向下约30°最佳；多吃富含维生素A、维生素B₁、维生素C的食物。

应用指南

 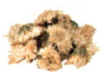

枸杞　　菊花　　冰糖

清热消炎、润肺明目

材料： 枸杞10克，菊花8朵

调料： 冰糖5克

做法： 将备好的枸杞洗净，再将菊花洗净，一起放入茶杯中，加入沸水冲泡，加盖稍焖一下，揭开盖，放入冰糖，用小勺轻轻搅匀至冰糖溶化即可饮用。

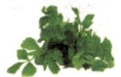 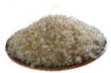 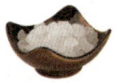

香芹　　大米　　冰糖

清肝明目、利水降压

材料： 鲜香芹100克，大米60克

调料： 冰糖适量

做法： 将芹菜洗净切碎，放入搅拌机中搅烂，过滤，取汁，备用；将备好的大米洗净，放入砂锅中，大火煮开后转小火，煮至烂熟，加入备好的芹菜汁和冰糖，稍煮即可。

调理食谱 燕窝虫草花猪肝汤

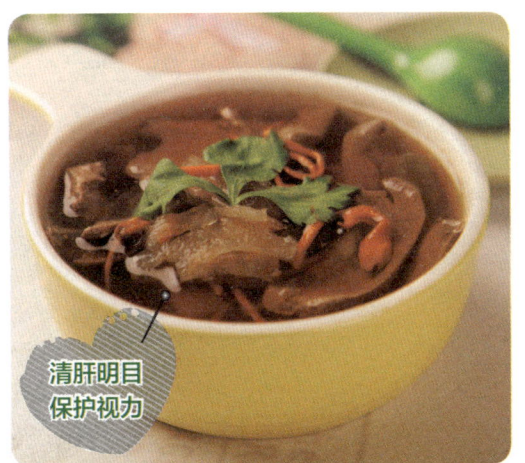

清肝明目
保护视力

材料： 猪肝300克，水发虫草花50克，上汤400毫升，姜片、葱段、燕窝各少许

调料： 盐、鸡粉、胡椒粉各2克

做法

①将洗好的猪肝切片，余去血水。②锅置于火上烧热，倒入上汤，放入猪肝、虫草花、姜片、葱段、燕窝，用小火煮约5分钟，加盐、鸡粉、胡椒粉拌匀调味。③关火后盛出煮好的菜肴即可。

调理食谱 牛肉南瓜粥

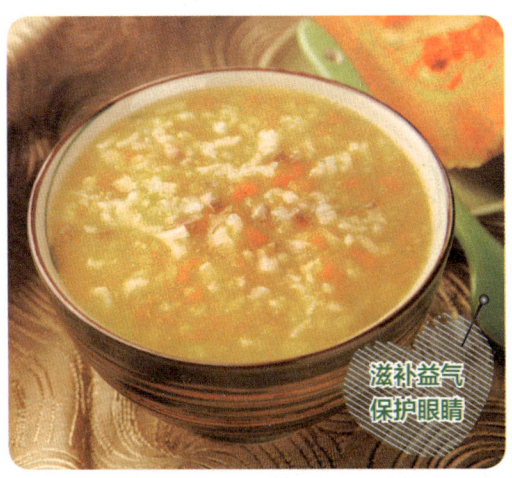

滋补益气
保护眼睛

材料： 水发大米90克，去皮南瓜85克，牛肉45克

调料： 盐3克

做法

①将洗好的南瓜、牛肉蒸熟，放凉后分别切成粒。②砂锅中注水烧开，倒入洗好的大米，搅拌匀，烧开后用小火煮10分钟，倒入牛肉、南瓜，用中小火煮20分钟，放入适量盐，拌匀调味，盛出即可。

调理花茶 红枣枸杞茶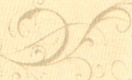

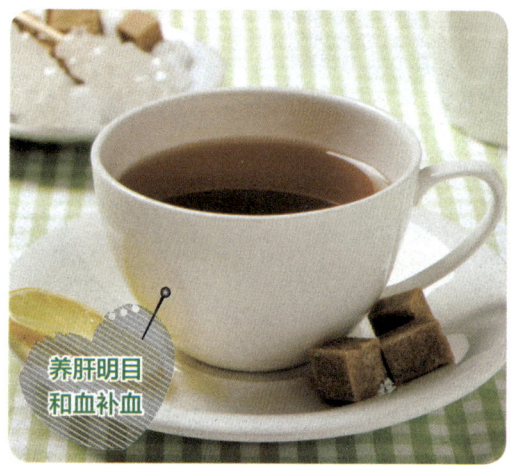

养肝明目
和血补血

材料： 红枣5枚，枸杞2克
调料： 红糖少许
做法

① 将红枣和枸杞洗净，待用。② 砂锅中注入适量清水烧开，倒入洗好的红枣和枸杞，煮沸后用小火煮约15分钟，至其析出有效成分，倒入备好的红糖，搅匀。③ 关火后盛出煮好的红枣枸杞茶，滤取茶汁，装入茶杯中，趁热饮用即可。

调理花茶 决明子明目茶

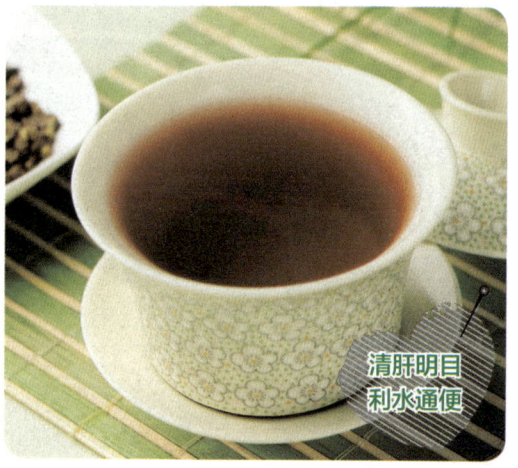

清肝明目
利水通便

材料： 决明子15克
做法

① 将备好的决明子洗净，待用。② 砂锅中注入适量清水，用大火烧开，倒入洗好的决明子，煮沸后用小火煮约15分钟，至其析出有效成分，转中火，略煮片刻。③ 关火后盛出煮好的决明子茶，滤取茶汁，装入茶杯中，趁热饮用即可。

按摩睛明穴

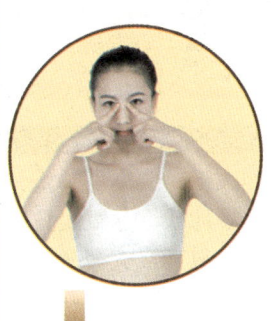

取穴： 睛明穴位于眼睛内角，眼睛内角稍上方的凹陷处即是。

功效： 睛明穴具有明目通络的作用，主治目赤肿痛、视物不明。

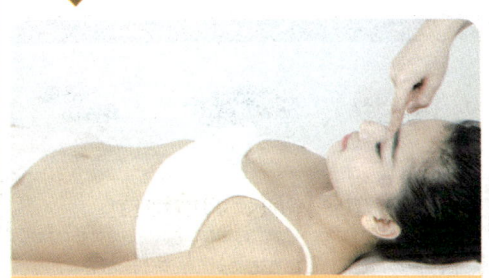

操作： 眼睛往上看，用无名指指腹快速拍打睛明穴20次左右。用中指指腹按压睛明穴，再用食指指腹绕眼睛周围打圈按摩。可随时按摩。

按摩承泣穴

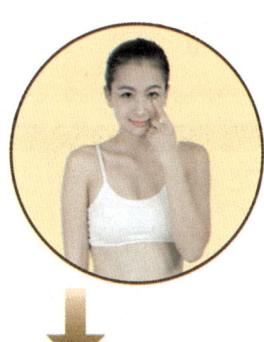

取穴： 承泣穴位于面部，瞳孔正下方，眼球与眼眶边缘之间。

功效： 承泣穴具有清热明目的作用，主治眼睛疲劳症状。

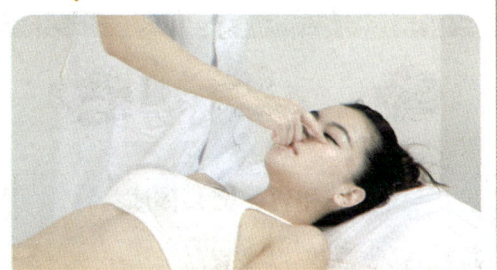

操作： 用中指指腹按压承泣穴，以按压部有酸胀感为宜，再用食指指腹绕眼睛周围打圈按摩，以促进眼周的血液循环。可随时按摩。

常吹空调易患"空调病"

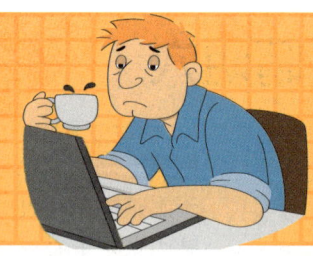

病症简介

办公一族长期在空调环境下工作,导致空气不流通,环境得不到改善,会出现鼻塞、头昏、打喷嚏、畏冷不适、疲乏无力、四肢肌肉关节酸痛、反复感冒等症状,这就是我们常说的"空调病"。预防空调病,在生活上要注意,不要让通风口的冷风直接吹在身上;大汗淋漓时最好不要直接吹冷风;平时注意通风,每天应定时开窗换气;最好每两周清扫空调机一次;多到户外活动,多喝开水,加速体内新陈代谢。

应用指南

 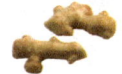 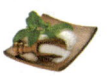

红糖　　　　生姜　　　　白糖

健脾和胃、增强体质

材料: 红糖20克,生姜10克
调料: 白糖5克
做法: 生姜洗净,切成薄片,放入锅中;锅中加入清水适量,大火煮沸后放入备好的红糖,再放入备好的白糖,搅拌均匀,小火煮至融化,稍待晾凉,倒入杯中即可饮用。

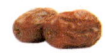 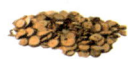

红枣　　　　桂枝　　　　生姜

增强体质、调治感冒

材料: 红枣15克,桂枝、生姜各9克
做法: 将备好的桂枝洗净,将备好的生姜洗净,将大枣洗净,去核,所有材料一起放入锅中,加入适量水,大火烧开后转小火慢煮15分钟即成,喝完后再喝点热粥。

葱白姜汤面

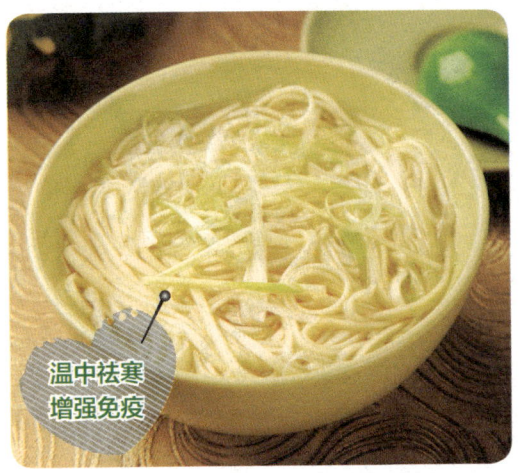

温中祛寒
增强免疫

材料： 面条160克，姜丝、葱丝各少许
调料： 盐、鸡粉各2克，食用油适量

做法

①用油起锅，倒入姜丝、葱丝，爆香。②注入适量清水，用大火煮沸；倒入备好的面条，拌匀，煮至熟软。③加入适量盐、鸡粉，煮至入味，关火后盛出煮好的面条，稍微放凉即可。

西瓜翠衣炒鸡蛋

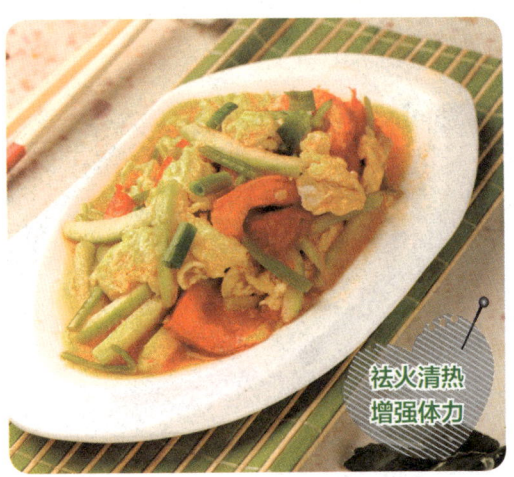

祛火清热
增强体力

材料： 西瓜皮200克，芹菜70克，西红柿120克，鸡蛋2个，蒜末、葱段各少许
调料： 盐3克，鸡粉3克，食用油适量

做法

①将洗净的芹菜切段；去除硬皮的西瓜皮切条；洗净的西红柿切瓣；鸡蛋、盐、鸡粉打散，炒熟盛出。②锅中注油烧热，倒入蒜末爆香；倒入芹菜、西红柿、西瓜皮、鸡蛋，略炒片刻；放入盐、鸡粉，炒匀调味即可。

调理花茶 生姜柠檬热饮

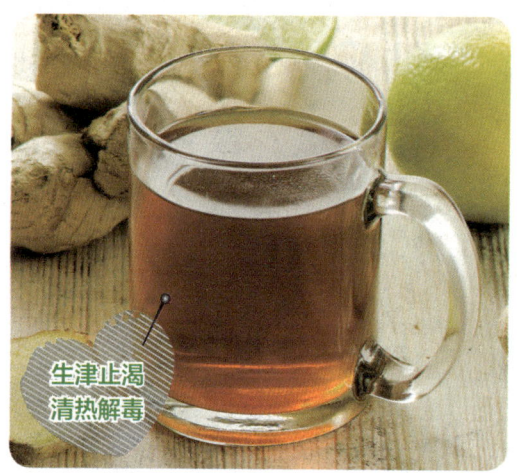

生津止渴
清热解毒

材料： 生姜、柠檬各30克
调料： 蜂蜜少许

做法

① 将备好的生姜洗净，切成片；取榨汁机，放入切好的生姜，加入少许清水，榨成姜汁，备用；柠檬洗净，用榨汁器挤出汁水；② 将姜汁和柠檬汁倒入杯中，加入热水搅匀，饮用前调入1勺蜂蜜即可。

调理花茶 荷叶乌龙茶

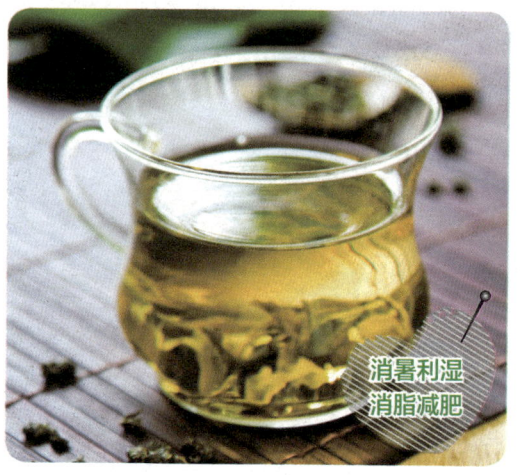

消暑利湿
消脂减肥

材料： 乌龙茶叶10克，荷叶碎6克
调料： 冰糖少许

做法

① 砂锅中注入适量清水烧开，转中火保温待用。② 取一个干净的茶杯，倒入洗净的乌龙茶叶与荷叶碎，舀入少许开水，清洗一遍，去除杂质；沥干后装入茶杯中，再次倒入适量开水，至九分满，泡约5分钟，至其析出有效成分。③ 揭盖后趁热饮用即可。

特效穴位 按摩肩外俞穴

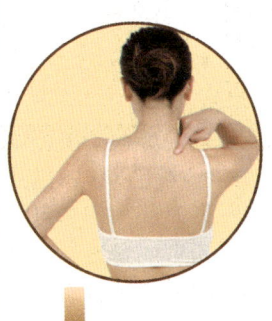

取穴： 肩外俞穴位于背部第一胸椎和第二胸椎突起中间向左右各四指宽处。

功效： 舒经活络，主治肩背疼痛、颈椎病等。

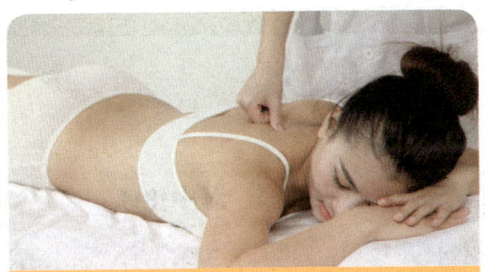

操作： 患者取俯卧位，医者用手指指腹端揉按肩外俞穴，力度适中，做环状运动，左右各1~3分钟。可随时按摩。

特效穴位 按摩天髎穴

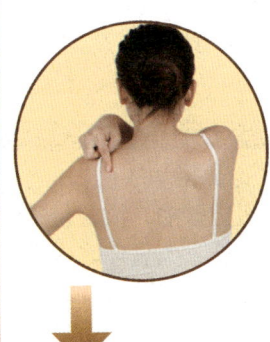

取穴： 摸到肩胛骨上角，在其上方凹陷处即是。

功效： 天髎穴有祛风除湿的作用，主治肩臂痛、颈项强痛、颈椎病等病症。

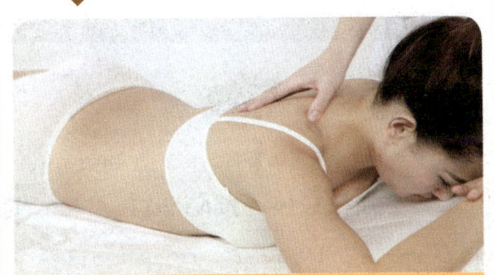

操作： 患者取俯卧位，医者用手指指腹端按压天髎穴，力道略重，左右各1~3分钟。可随时按摩。

身体疲劳易患感冒

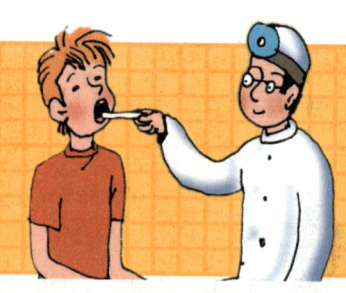

病症简介

职业女性由于承受着很大的工作压力,并且大多数还承担着较多的家务劳动,常常感到浑身特别没力气、肌肉酸痛,很容易感冒。她们即使有意识地休息一段时间,仍然没有多大改善,这是免疫力低下的表现。这类人群除了要注意减轻压力,最重要的是增强免疫力;平时多参加一些运动,多锻炼身体;多喝开水,多吃一些新鲜的蔬菜、水果,适当补充蛋白质。

应用指南

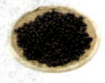 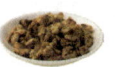

黑豆　　核桃仁　　牛奶

强壮身体、预防感冒

材料: 黑豆、核桃仁各500克,牛奶500毫升

做法: 将黑豆洗净,炒熟后磨成粉;核桃仁炒微焦,去衣,待冷后捣碎;将牛奶煮沸,放入黑豆粉、核桃仁各1大匙,搅匀,早餐后服食。

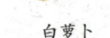 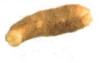 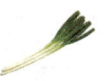

白萝卜　　生姜　　葱白

解表散寒、温中化痰

材料: 白萝卜150克,生姜10克,葱白10克

做法: 将生姜洗净,切成薄片;葱白洗净,切成小段;白萝卜洗净,削去皮,切成小块,备用。将所有材料一起放入锅中,水煎服,服后微出汗即可。

调理食谱 猪血参芪红枣粥

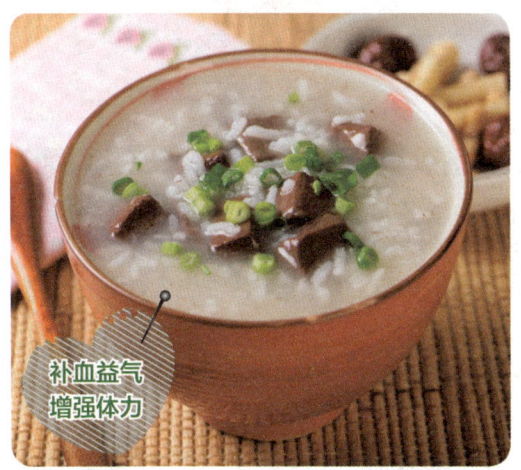

补血益气
增强体力

材料： 猪血200克，黄芪、党参各15克，红枣10克，水发大米80克

调料： 盐2克，鸡粉3克，芝麻油少许

做法

① 将洗净的猪血切块。② 砂锅中注水烧开，倒入黄芪、红枣、党参，用小火煮约20分钟，捞出药材，倒入洗好的大米，用小火煮约30分钟至大米熟透；倒入猪血，略煮片刻；加鸡粉、盐、芝麻油，拌匀即可。

调理食谱 草菇西蓝花

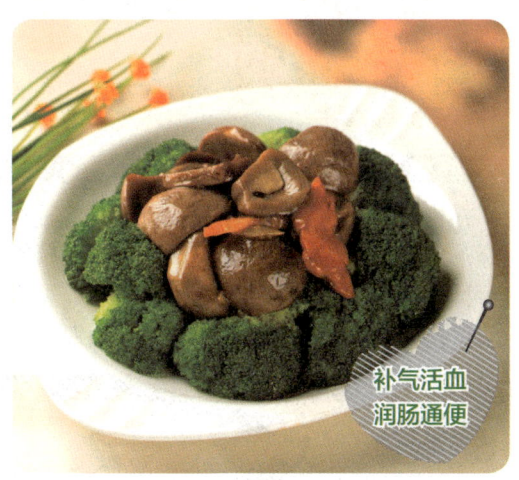

补气活血
润肠通便

材料： 草菇90克，西蓝花200克，胡萝卜片、姜丝、蒜末、葱花各少许

调料： 盐2克，鸡粉2克，料酒、食用油各适量

做法

① 将草菇洗净切块，西蓝花洗净切朵，焯水。② 用油起锅，放胡萝卜片、姜丝、蒜末、葱花爆香；放草菇炒匀；加料酒、盐、鸡粉、水，炒匀。③ 西蓝花摆盘，盛入炒好的草菇即可。

小心办公室辐射

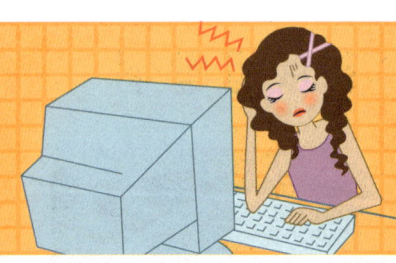

病症简介

许多办公用品、电子产品都有或多或少的辐射，应对办公室辐射应多喝水，适当喝些绿茶，因为绿茶中的脂多糖、单宁、茶碱等物质对辐射损伤的外周血红蛋白及白细胞损伤有良好的保护作用；还可多食胡萝卜、西红柿、瘦肉等富含维生素A、维生素C和蛋白质的食物，加强机体抵抗电磁辐射的能力。

应用指南

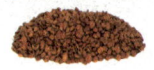 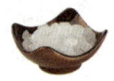 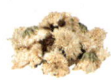

酸枣仁　　冰糖　　白菊花

养血安神、增强免疫力

材料： 酸枣仁10克，白菊花3克

调料： 冰糖5克

做法： 将备好的酸枣仁洗净，将备好的白菊花洗净，将酸枣仁、白菊花和冰糖一起放入茶杯中，加入85℃的开水，盖上杯盖，焖泡1分钟，将水倒掉，再重新注入开水，焖10分钟，揭开盖即可饮用。

粳米　　银耳　　冰糖

润肠排毒、改善造血功能

材料： 粳米80克，银耳10克

调料： 冰糖适量

做法： 将备好的银耳泡发，洗净，切去黄色的根部，撕成小朵，备用；将备好的粳米洗净，与银耳一起放入锅中，注入适量清水，熬煮成粥，加入适量冰糖，搅拌均匀即可食用。

调理食谱 燕麦黑芝麻豆浆

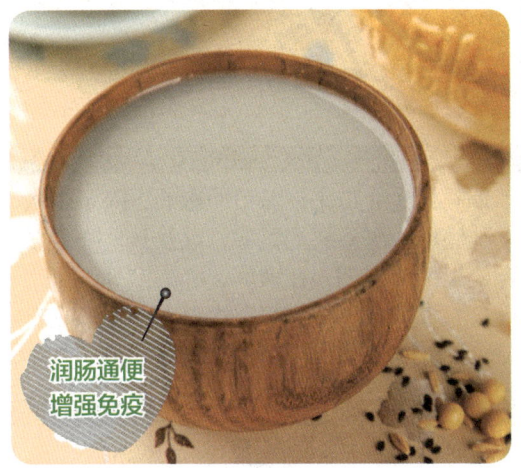

润肠通便
增强免疫

材料： 燕麦、黑芝麻各20克，水发黄豆50克
调料： 蜂蜜适量

做法

① 将燕麦、已浸泡8小时的黄豆清洗干净，倒入豆浆机中，再放入黑芝麻，注水，选择"五谷"程序，打成豆浆。② 把煮好的豆浆倒入滤网，滤取豆浆倒入碗中，用汤匙撇去浮沫。③ 待稍微放凉后调入蜂蜜即可饮用。

调理食谱 胡萝卜西红柿橙汁

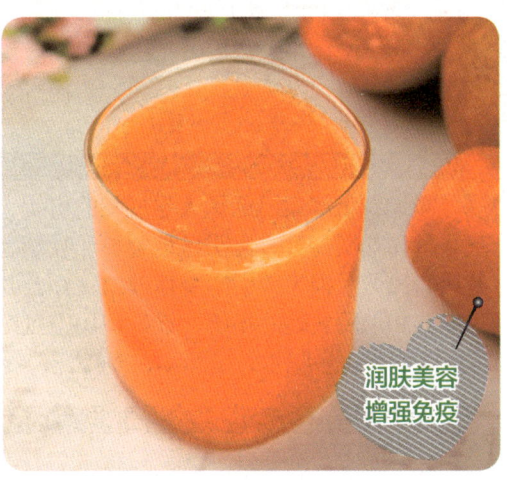

润肤美容
增强免疫

材料： 胡萝卜65克，西红柿1个，橙子1个
调料： 蜂蜜适量

做法

① 将洗净的胡萝卜切块，煮至断生；洗好的西红柿、橙子切成小瓣，去皮。② 取榨汁机，选择搅拌刀座组合，倒入胡萝卜、西红柿、橙子，注水，榨取蔬果汁。③ 断电后将榨好的蔬果汁倒入杯中，调入蜂蜜即可。

小心"二手烟"的危害

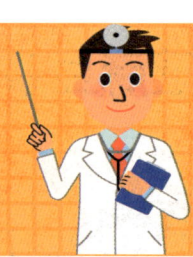

病症简介

吸烟有害健康已经是人尽皆知的事实,二手烟同样也会带来许多负面影响,除了刺激眼、鼻和咽喉外,它会明显地增加非吸烟者患上肺癌和心脏疾病的概率,以及其他呼吸系统疾病,严重损害人们的身体健康。在公共场合要拒绝二手烟;在家庭、办公室等不可避免地要和烟民共处的场所,最好使用空气净化设备、摆放绿色植物等;饮食方面要多吃新鲜蔬菜水果,多喝水,多运动,多排汗,促进人体加速排除体内尼古丁等有害物质。

应用指南

 猪肺　　 川贝母　　 雪梨

滋润肺燥、清热化痰

材料: 猪肺12克,川贝母3克,雪梨1个
做法: 将猪肺洗净切件,放入开水中焯煮5分钟,再用冷水洗净,沥干;川贝母打碎;雪梨洗净,去蒂和梨心,连皮切成小块。全部材料放入沸水锅内,文火煮2小时,调味后即可食用。

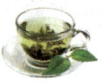 绿茶　　 鲜薄荷枝叶　　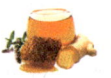 蜂蜜

清热解毒、消除自由基

材料: 绿茶5克,鲜薄荷枝叶5克
调料: 蜂蜜适量
做法: 将备好的鲜薄荷枝叶洗净,和绿茶一起放入杯中,冲入200毫升沸水,浸泡至茶水冷却,捞出鲜薄荷枝叶,调入适量蜂蜜即可饮用。

蜜枣枇杷雪梨汤

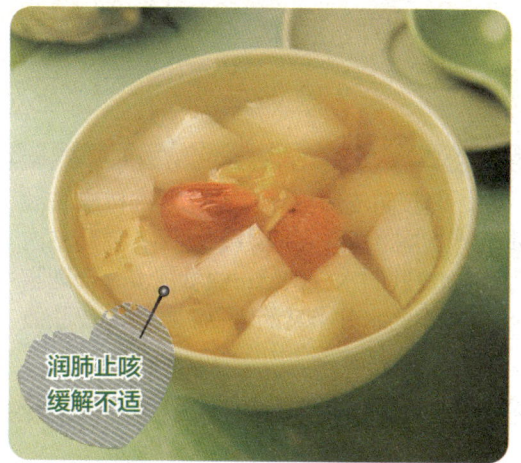

润肺止咳
缓解不适

材料： 雪梨240克，枇杷100克，蜜枣35克
调料： 冰糖30克

做法

① 将洗净去皮的雪梨去核，切块；洗好的枇杷去除果皮，切块；蜜枣对半切开。② 砂锅中注水烧热，放入蜜枣、枇杷、雪梨，烧开后用小火煮约20分钟，倒入冰糖搅拌匀，用大火煮至冰糖溶化。③ 关火后盛出煮好的雪梨汤即可。

枸杞芹菜炒香菇

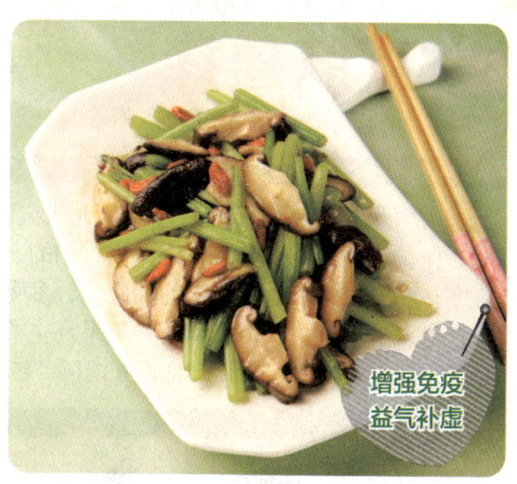

增强免疫
益气补虚

材料： 芹菜120克，鲜香菇100克，枸杞20克
调料： 盐2克，鸡粉2克，水淀粉、食用油各适量

做法

① 将洗净的鲜香菇切片，洗好的芹菜切段。② 用油起锅，倒入香菇炒香；放入芹菜，炒匀；注入清水，炒至食材变软；撒上枸杞，翻炒片刻；加盐、鸡粉、水淀粉，炒匀调味。③ 关火后盛入盘中即可。

空气干燥易导致皮肤瘙痒

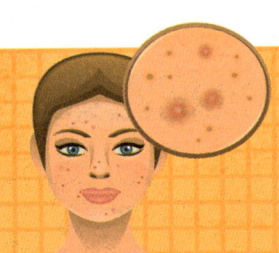

病症简介

天气干燥容易引起皮肤瘙痒,让人坐卧不安。要预防皮肤瘙痒,首先要维持皮肤滋润,保护皮脂功能;洗澡时应选用温和的、偏弱酸性的沐浴乳;白天注意防晒;提高室内湿度;贴身衣服应选择宽松的棉质品;多喝水,增加皮肤的水分供给;饮食清淡,合理膳食,摄入多种维生素,多吃新鲜蔬果及牛奶、豆浆之类的水分丰富的食物。同时,皮肤瘙痒患者要避免辛辣、油腻的食物和海鲜、咖啡、烟、酒等刺激类食物。

应用指南

 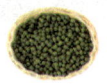 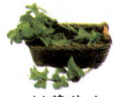 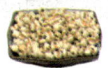 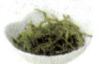 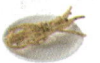

鲜藕　　　　绿豆　　　　鲜薄荷叶　　　　薏米　　　　金银花　　　　白茅根

清热凉血、祛风止痒

材料: 鲜藕300克,绿豆20克,鲜薄荷叶2克

做法: 将备好的鲜藕洗净去皮;将绿豆煮烂后装入藕孔中,将藕煮熟切片装盘;将鲜薄荷叶洗净切碎,撒在藕片上,加调料调味即可。

清热解毒、健脾除湿

材料: 薏米200克,金银花3克,白茅根15克

做法: 将备好的金银花、白茅根洗净后用清水煎煮20分钟,取汁待用;薏米洗净放入砂锅中,加入药汁,大火烧开,转小火煮至粥成即可。

红枣乳鸽粥

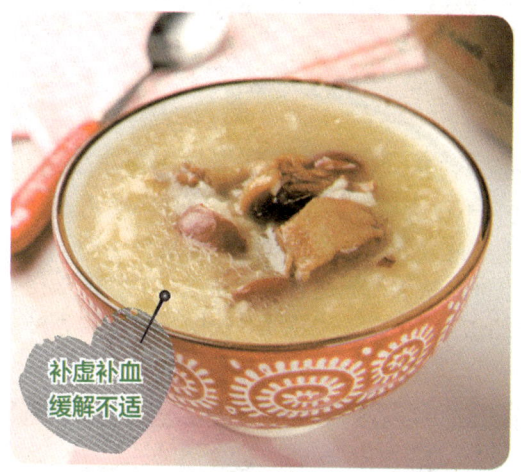

补虚补血
缓解不适

材料： 乳鸽块270克，水发大米120克，红枣25克，姜片、葱段各少许

调料： 盐1克，料酒、老抽、食用油各适量

做法

① 将红枣洗净；乳鸽块加调味料腌渍。② 用油起锅，倒入乳鸽肉炒匀；加料酒、老抽炒匀上色，盛出。③ 砂锅注水烧开，倒入洗好的大米、红枣，煮开后用小火煮10分钟，倒入乳鸽，用中小火煮20分钟至熟即成。

西红柿炒圆椒

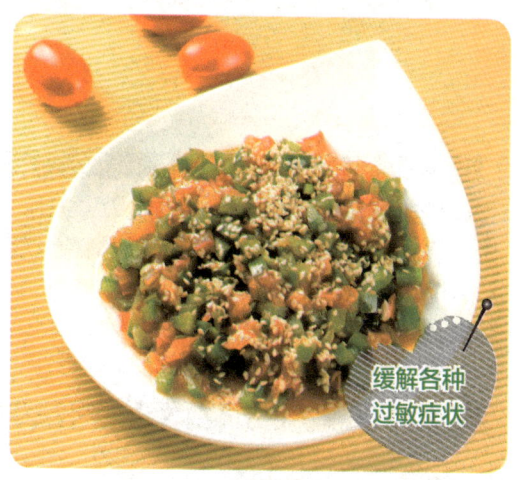

缓解各种
过敏症状

材料： 圆椒100克，西红柿100克，熟芝麻少许

调料： 盐2克，水淀粉、食用油各适量

做法

① 将洗好的圆椒去子，切粒；洗净的西红柿切粒。② 用油起锅，倒入圆椒，炒匀；加盐，炒匀；下入西红柿，炒匀；倒入水淀粉勾芡。③ 盛出装盘，撒上少许熟芝麻即可。

压力过大易急躁易怒

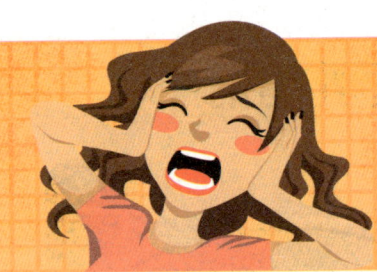

病症简介

现代社会中,很多人都有压力,而压力过大不仅会影响身体健康,还会影响心理健康,容易产生急躁、易怒、抑郁等情绪。缓解压力过大导致的急躁易怒可以选择运动。运动可以让身体产生啡肽效应,愉悦神经;冥想也可以减压,通过冥想,享受心灵的放松;饮食减压也是一个不错的选择,多吃含有丰富的B族维生素、维生素C食物,如菠萝等可以缓解压力。

应用指南

  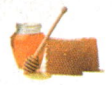   

橘子　　柠檬　　蜂蜜　　　　木瓜　　菠萝　　柠檬

增加肾上腺皮质激素、消除怒气

材料: 橘子3个,柠檬半个
调料: 蜂蜜适量
做法: 将备好的橘子、柠檬去皮。取榨汁机,将橘子、柠檬放入榨汁机中,榨成汁,倒出,装入杯中,再调入柠檬汁,搅拌均匀即可饮用。

放松心情、缓解焦虑

材料: 木瓜200克,菠萝100克,柠檬半个
做法: 将备好的木瓜洗净,去皮,去子,再将果肉切成小块;将备好的菠萝、柠檬洗净,去皮,切成小块。取榨汁机,将所有的材料一起放入榨汁机,榨取果汁,倒入杯中即可。

调理食谱 果味冬瓜

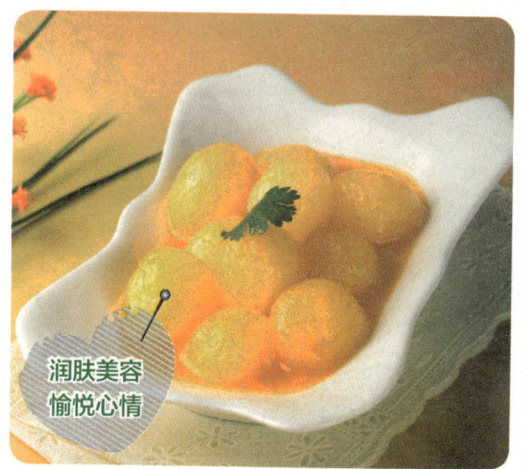

润肤美容
愉悦心情

材料： 冬瓜600克，橙汁50克
调料： 蜂蜜15克
做法

① 将去皮洗净的冬瓜去除瓜瓤，制成冬瓜丸子，煮熟后捞出，吸干表面水分，放入碗中。② 倒入备好的橙汁，淋入少许蜂蜜，快速搅拌匀，静置约2小时，至其入味。③ 取一个干净的盘子，盛入制作好的菜肴，摆好盘即成。

调理食谱 佛手猪肝汤

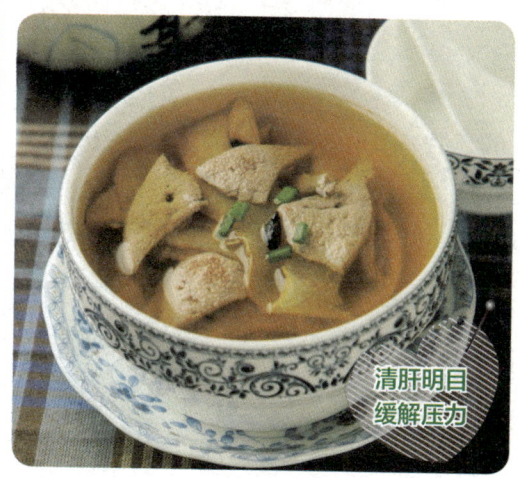

清肝明目
缓解压力

材料： 猪肝270克，佛手、葱花各少许
调料： 盐2克，鸡粉2克，料酒4毫升，胡椒粉2克，水淀粉4毫升
做法

① 将洗好的猪肝切片，加调味料拌匀腌渍。② 砂锅中注水烧热，倒入备好的佛手，撒上姜片，用中小火煮约15分钟，加盐、鸡粉，放入猪肝拌匀，用大火略煮；加胡椒粉拌匀，撇去浮沫，撒上葱花，拌匀即成。

调理花茶 金银洛神蜂蜜茶

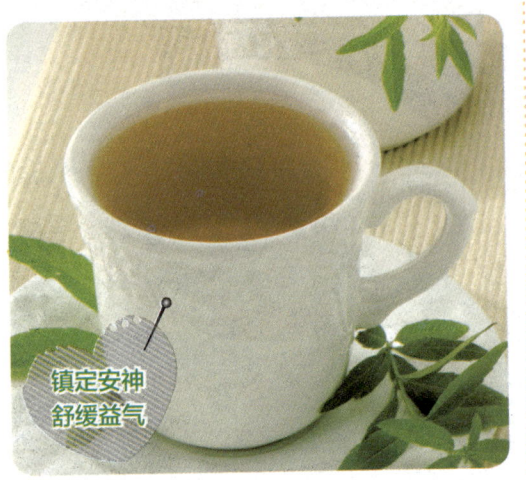

镇定安神
舒缓益气

材料： 金银花3克，洛神花3克
调料： 蜂蜜适量

做法

① 锅中倒入约400毫升清水烧热，放入洗净的金银花和洛神花，大火烧开后转中火，煮约10分钟至冒出茶香味。② 关火后盛出煮好的花茶，稍微放凉后调入蜂蜜，搅匀后即可饮用。

调理花茶 玫瑰蜜枣红茶

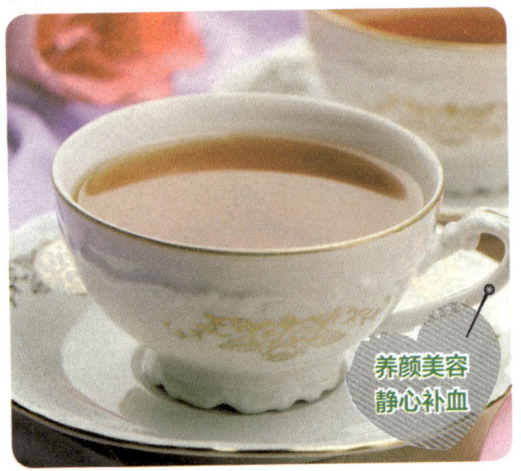

养颜美容
静心补血

材料： 红茶叶6克，玫瑰花5克，蜜枣5枚
调料： 蜂蜜少许

做法

① 取备好的茶壶，放入红茶叶、玫瑰花和蜜枣，注入适量开水，盖上盖子，泡约5分钟，至其析出有效成分。② 另取一个干净的茶杯，倒入茶壶中的茶水，加入少许蜂蜜，快速搅拌匀即可饮用。

特效穴位 按摩曲泽穴

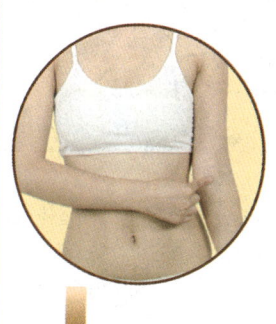

取穴： 位于肘横纹上，在肱二头肌腱的尺侧缘凹陷中。

功效： 清暑泻热、清热解毒，主治心痛、烦躁等病症。

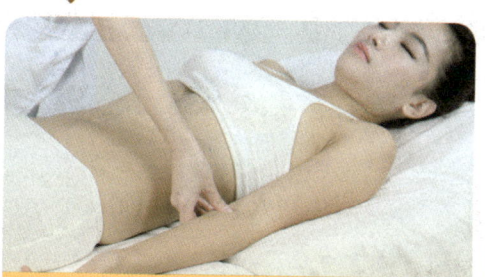

操作： 患者取仰卧位，医者用拇指指尖垂直按压穴位，以有酸、胀、痛感为宜，左右各1~3分钟。可每日按摩1次。

特效穴位 按摩间使穴

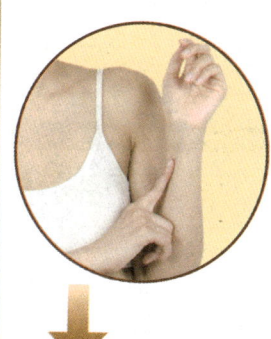

取穴： 位于前臂掌侧，在曲泽与大陵的连线上。

功效： 宽胸和胃、清心安神，主治心悸、烦躁等病症。

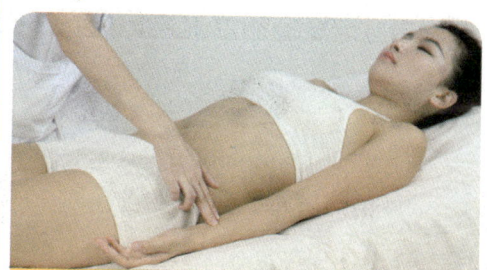

操作： 患者取仰卧位，医者用食指指腹按揉穴位，以有酸、痛感为宜，左右各1~3分钟。可每日按摩1次。

上火导致痘痘多

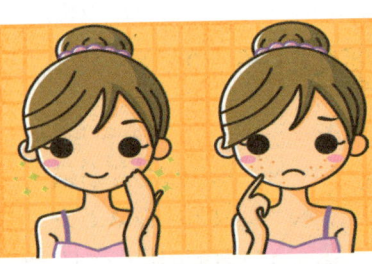

病症简介

焦急、上火、压力大、烦躁会导致心火上升，所以尤其是即将高考的学生、年底的加班族、压力大的人很容易出现痘痘。痘痘是慢性炎症性毛囊皮脂腺疾病，是皮肤科最常见的疾病之一。想要去痘首先要注意方法，不能用消毒不彻底的针来挑破，否则容易加重感染，还容易造成瘢痕。另外，要尽量少吃高脂、高糖、腥发类食物，像肥肉、猪肝、糖、巧克力、冰淇淋、海蟹、带鱼以及辛辣食物和烟酒等一定要忌食。

应用指南

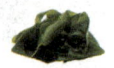   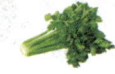  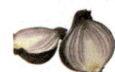

海带　　　*绿豆*　　　*红糖*　　　　　*芹菜*　　　*胡萝卜*　　　*洋葱*

清热解毒、防治痤疮

材料： 海带、绿豆各15克
调料： 红糖适量
做法： 将海带洗净切段；绿豆洗净，泡发，放进锅中，放入适量清水，大火烧开后转小火，煮至开花，再加入备好的海带，煮至海带软熟，加入红糖煮至溶化即可。

清热祛火、解毒抗痘

材料： 芹菜150克，胡萝卜1个，洋葱1个
做法： 将备好的胡萝卜洗净，切成小块；将备好的芹菜洗净，切成段；将备好的洋葱洗净，切成小块；取榨汁机，将所有材料一起放入榨汁机中，榨成汁，倒入杯中即可。每日饮用1次。

调理食谱：马齿苋薏米绿豆汤

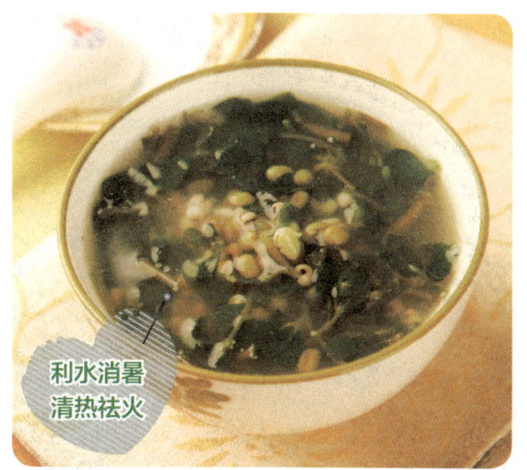

利水消暑 清热祛火

材料：马齿苋40克，水发绿豆75克，水发薏米50克

调料：冰糖35克

做法

① 将洗净的马齿苋切段，备用。② 砂锅中注入适量清水烧热，倒入备好的薏米、绿豆，拌匀，烧开后用小火煮约30分钟；倒入马齿苋，拌匀，用中火煮约5分钟。③ 倒入冰糖，拌匀，煮至溶化即成。

调理食谱：山竹银耳枸杞甜汤

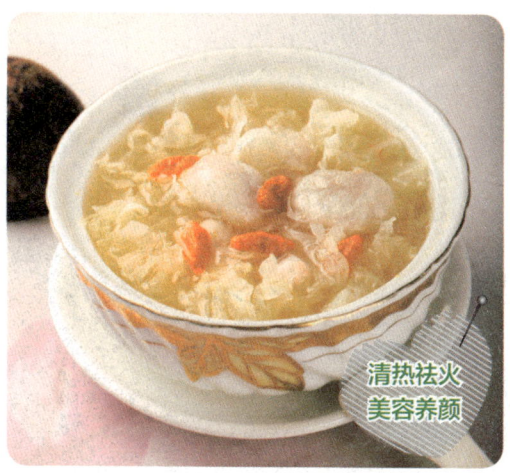

清热祛火 美容养颜

材料：水发银耳120克，山竹1个，枸杞15克

调料：冰糖40克

做法

① 将泡发洗好的银耳切去黄色蒂，切成小块；山竹切开，取出果肉，待用。② 砂锅注入适量清水烧开，倒入银耳，加入枸杞，烧开后，小火炖20分钟至汤汁浓稠。③ 倒入山竹肉，加入冰糖，用锅勺搅拌匀，煮片刻，至冰糖完全溶化即可。

调理花茶 荷叶茶

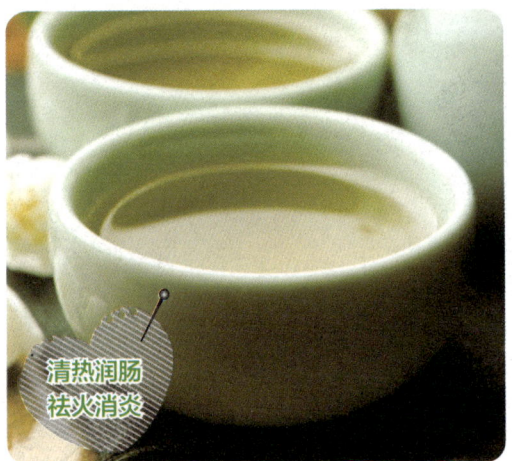

清热润肠 祛火消炎

材料： 荷叶碎6克

做法

①砂锅中注入适量清水烧开，转中火保温待用。②取一个干净的茶杯，倒入洗净的荷叶碎，舀入少许开水，清洗一遍，去除杂质；沥干后装入茶杯中，再次倒入适量开水，至九分满，泡约5分钟，至其析出有效成分。③揭盖后趁热饮用即可。

调理花茶 玉竹西洋参茶

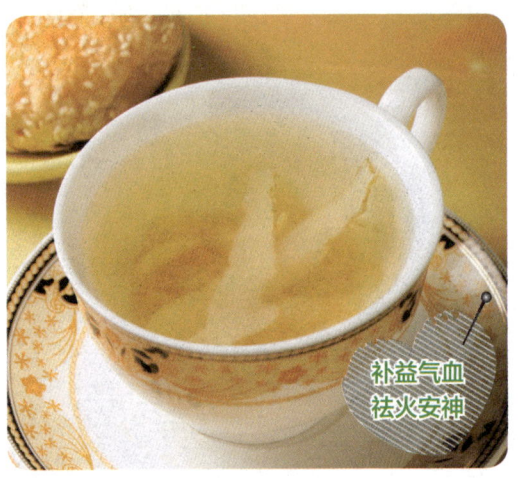

补益气血 祛火安神

材料： 西洋参5克，玉竹3克

做法

①将备好的玉竹、西洋参洗净；砂锅中注入适量清水，用大火烧开，放入洗净的玉竹、西洋参。②盖上盖，用小火煮15分钟，至其析出有效成分，略微搅动片刻。③把煮好的玉竹西洋参茶盛出，装入杯中即可。

特效穴位 按摩液门穴

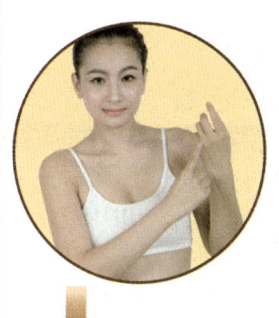

取穴： 位于手背部，在无名指和小指指间，指后方赤白肉际处。

功效： 清头目、利三焦，主治上火引起的头痛、目赤、痘痘等。

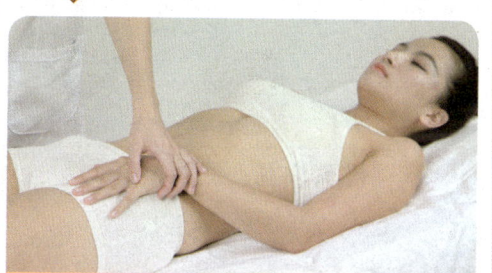

操作： 患者取仰卧位，医者用拇指指尖或指甲尖垂直掐按穴位，以有酸胀感为宜，先左后右，各掐按1~3分钟。可每日按摩1次。

特效穴位 按摩外关穴

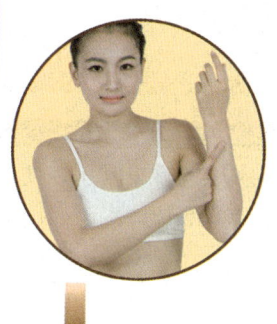

取穴： 位于前臂背侧，腕背横纹上2寸，尺骨与桡骨之间。

功效： 清热解表、通经活络，主治头痛、目赤肿痛等病症。

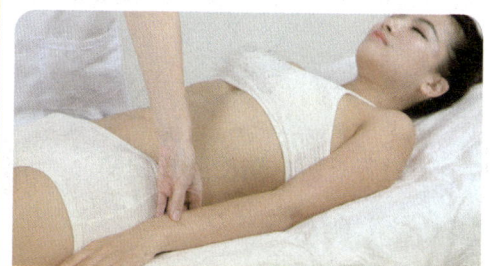

操作： 患者取仰卧位，医者手指指端用力按压，做环状运动，力度适中，左右各1~3分钟。可每日按摩1次。

久坐常常引起便秘

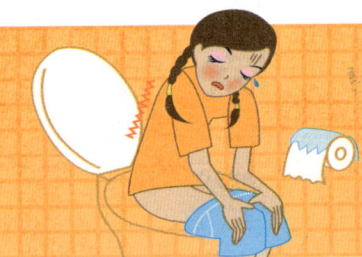

病症简介

便秘是困扰久坐一族的常见问题。便秘导致宿便长期积存在体内,会形成毒素,进入血液,导致面色晦暗,面部长黄褐斑,口臭,还会引发肠道疾病,严重者还会患痔疮、直肠癌等。缓解便秘问题首先要适当运动。在上班时,每隔1~2小时起来活动一下身体;周末适当运动;早上起来先空腹喝一大杯白开水;多吃富含膳食纤维的新鲜蔬果和粗粮。

应用指南

 粳米　　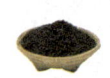 黑芝麻　　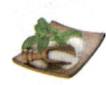 白砂糖　　 香蕉　　 枸杞　　 冰糖

滋养五脏、防治肠燥便秘

材料: 粳米50克,黑芝麻25克
调料: 白砂糖5克
做法: 将备好的黑芝麻炒熟,研成末;将备好的粳米洗净,与黑芝麻末一起放入砂锅中,加入适量清水,先用旺火烧沸,再改用小火,煮至粥成,加入适量白砂糖搅匀至溶化,盛出即可。

健脾润肠、通便益寿

材料: 香蕉250克,枸杞50克
调料: 冰糖30克
做法: 将备好的香蕉去皮,切成小段,备用;将备好的枸杞子洗净,备用;将香蕉和枸杞、冰糖一起放入砂锅中,加入适量清水,大火烧开后转为小火慢煮20分钟,煮成汤即可。

橄榄油拌西芹玉米 〔调理食谱〕

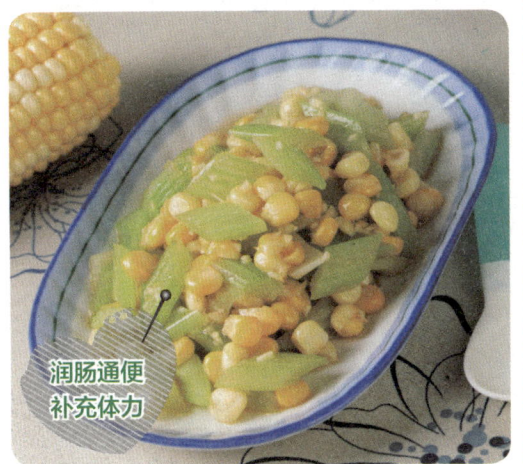

润肠通便
补充体力

材料： 西芹90克，鲜玉米粒80克，蒜末少许
调料： 盐3克，橄榄油10毫升，陈醋8毫升，白糖3克，食用油少许

做法

①将洗净的西芹切段，玉米粒洗净，分别焯水。②将焯水的食材捞出，沥干水分，加蒜末、盐、白糖、橄榄油、陈醋搅拌均匀，至糖分溶化。③将拌好的食材装入盘中即可。

蜂蜜蛋花汤 〔调理食谱〕

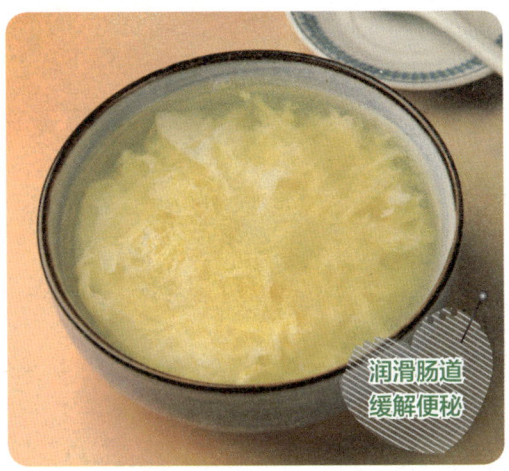

润滑肠道
缓解便秘

材料： 鸡蛋2个
调料： 蜂蜜适量

做法

①将备好的鸡蛋打入碗内，用筷子搅散，备用。②锅中注入适量清水，用大火烧开，倒入备好的蛋液，快速搅匀至熟。③关火，将煮好的蛋汤盛入碗内，稍微放凉后调入蜂蜜即成。

决明子红枣枸杞茶 〔调理花茶〕

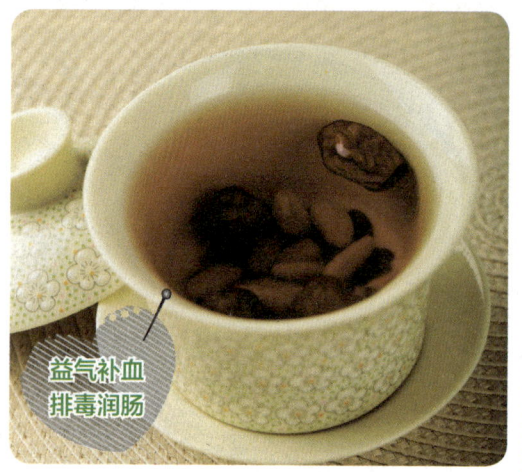

益气补血
排毒润肠

材料： 红枣15克，决明子6克，枸杞10克
调料： 蜂蜜少许

做法

① 砂锅中注入适量清水，用大火烧开。② 锅中倒入洗好的红枣、决明子、枸杞，用小火煮20分钟，至药材析出有效成分。③ 揭开盖子，把煮好的茶水盛出，装入茶杯中，待稍凉后加入少许蜂蜜调匀即可。

大黄蜂蜜润肠茶 〔调理花茶〕

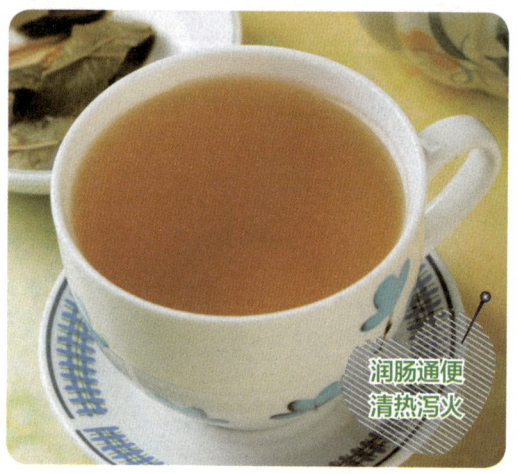

润肠通便
清热泻火

材料： 大黄12克，番泻叶少许
调料： 蜂蜜少许

做法

① 砂锅中注入适量清水烧开，倒入备好的大黄、番泻叶。② 盖上盖，用中小火煮约15分钟至其析出有效成分。③ 揭盖，关火后盛出茶水，滤在杯中，待稍凉后加入少许蜂蜜调匀即可。

按摩支沟穴

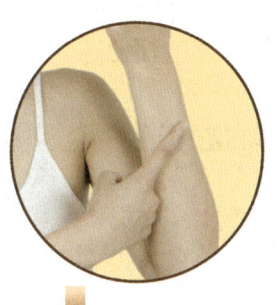

取穴： 位于前臂背侧，腕背横纹上3寸，尺骨与桡骨之间。

功效： 清利三焦、润肠通便，主治习惯性便秘。

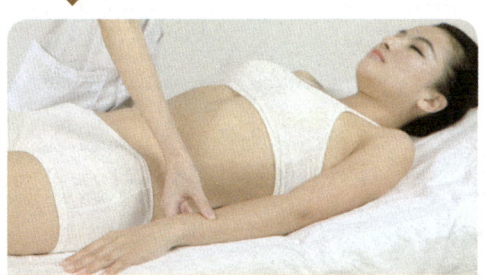

操作： 患者取仰卧位，医者用中指指尖垂直下压支沟穴，按揉穴位，以有酸、痛感为宜，先左边后右边，各按揉1~3分钟。可每日按摩1次。

按摩府舍穴

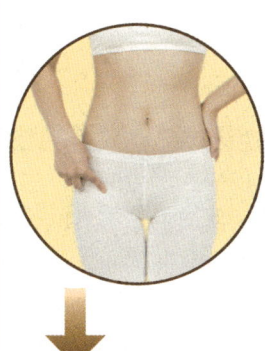

取穴： 位于在下腹部，在脐中下4.3寸，距前正中线4寸。

功效： 散结止痛、润肠通便，主治腹痛、便秘等病症。

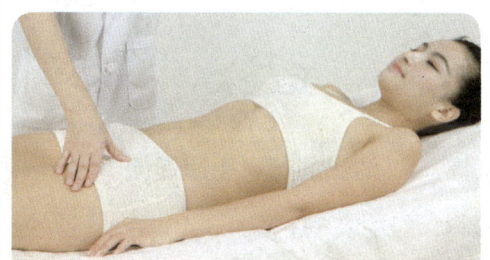

操作： 患者取仰卧位，医者用手指指腹按揉穴位，力度要适中，做环状运动，左右各1~3分钟。可每日按摩1次。

久坐常常引起痔疮

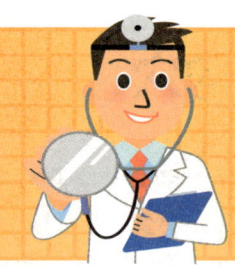

病症简介

久坐不仅会导致便秘,严重的还会引发痔疮。对于痔疮患者来说,首先要生活规律,每天定时排便,保持大便通畅;饮食以清淡为主,避免辛辣刺激性食物;多吃蔬菜水果,如西瓜、香蕉、番茄等都有润肠的作用。另外,还可常常做提肛运动:需全身放松,臀部及大腿用力加紧,配合吸气,将肛门向上收提,稍闭一下气,然后呼气,全身放松。

应用指南

 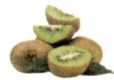 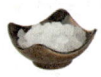

马蹄　　　猕猴桃　　　冰糖

清热润肺、生津通便

材料: 马蹄100克,猕猴桃4个
调料: 冰糖适量
做法: 将备好的马蹄洗净,去皮,切成小块;将备好的猕猴桃洗净,去皮,切成小块。将备好的马蹄、猕猴桃、冰糖一起放入榨汁机中,加水1000毫升打成汁即可。每日饮用1次。

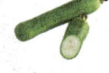

丝瓜　　　猪瘦肉　　　盐

清热利肠、解暑除烦

材料: 丝瓜250克,猪瘦肉200克
调料: 盐适量
做法: 将备好的丝瓜洗净,去皮,切成小块;将备好的猪瘦肉洗净,切成片。二者一起放入砂锅中,加入适量清水,大火烧开后小火慢煮,煲煮成汤,加盐调味即可。每日服食2~3次。

杏鲍菇炒芹菜

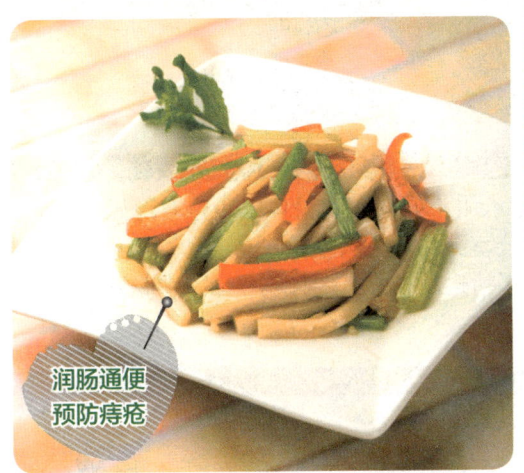

润肠通便
预防痔疮

材料： 杏鲍菇130克，芹菜70克，蒜末少许
调料： 盐3克，鸡粉少许，水淀粉3毫升，食用油适量

做法
① 将洗好的芹菜切段，洗净的杏鲍菇、彩椒切条，分别焯水。② 用油起锅，放入蒜末爆香；倒入焯过水的食材，炒匀；加盐、鸡粉、水淀粉快速炒匀。③ 关火后盛出即可。

核桃芝麻豆浆

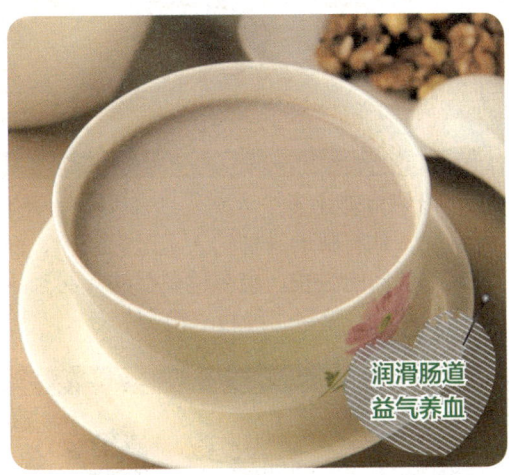

润滑肠道
益气养血

材料： 水发黄豆120克，核桃仁40克，芝麻10克
调料： 白糖少许

做法
① 取豆浆机，倒入洗净的黄豆、核桃仁和芝麻，注入适量清水，接通电源后打成豆浆。② 用滤网滤取豆浆，盛入碗中，加入适量白糖，拌匀即成。

久坐易导致"鸭梨臀"

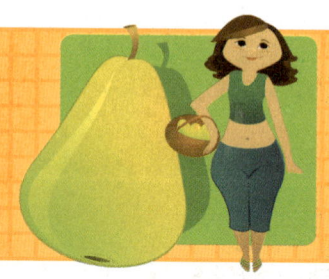

病症简介

鸭梨臀曾让多少人觉得苦不堪言,不仅穿衣服不好看,对身体健康也有隐患。经研究发现,拥有梨形身材的人记忆力较差,而办公室女性每天久坐,缺乏运动,非常容易造成臀部赘肉的滋长。患有鸭梨臀的人必须每天坚持运动,并且要控制食量,多吃蔬果、杂粮,如芹菜、苹果、绿豆、海带等。

应用指南

  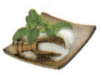 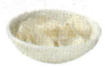

薏米　　糙米　　白砂糖　　　　西芹　　百合　　盐

消除水肿、清肠利便

材料: 薏米、糙米各50克
调料: 白砂糖适量
做法: 将备好的薏仁、糙米分别洗净,备用;将薏米、糙米一起放入砂锅中,加入适量清水,先用大火烧开,再转小火煮至粥成,加入适量白砂糖,搅拌均匀调味,关火后盛出即可。

降脂解毒、促进血液循环

材料: 西芹200克,百合10克
调料: 盐、食用油各适量
做法: 将备好的西芹洗净,用刀斜切成薄片,备用;将备好的百合洗净;热锅注油,放入备好的百合,翻炒均匀,再放入西芹,炒至变色,最后加入适量盐,炒匀调味,关火后盛出即可。

特效穴位 按摩三阴交穴

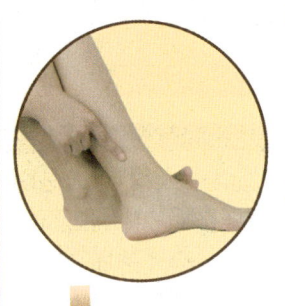

取穴： 位于小腿内侧，内踝尖上3寸，胫骨内侧面后缘。

功效： 健脾利湿、兼调肝肾。

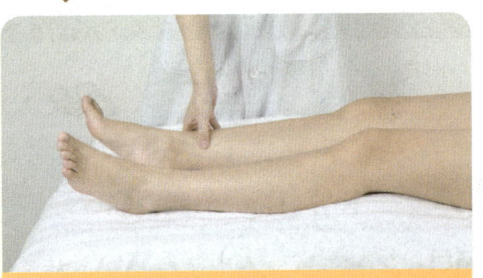

操作： 患者取仰卧位，医者用拇指指尖垂直按压穴位，会有强烈的酸、痛感，左右各按揉1～3分钟。可每日按摩1次。

特效穴位 按摩中脘穴

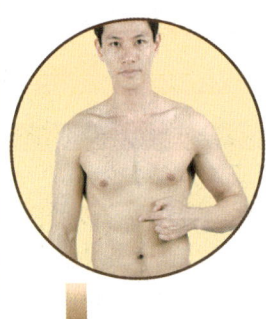

取穴： 位于上腹部，前正中线上，脐中上4寸。

功效： 健脾化湿、促进消化。

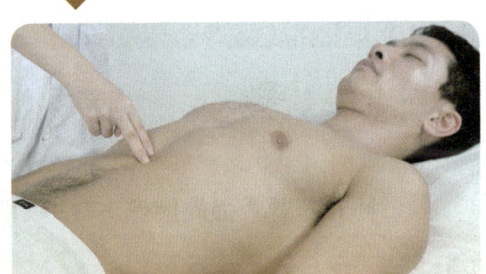

操作： 患者取仰卧位，医者将食指和中指紧并，用指尖附于中脘穴上，推揉3~5分钟为宜。可每日按摩1次。

久坐易腰背酸痛

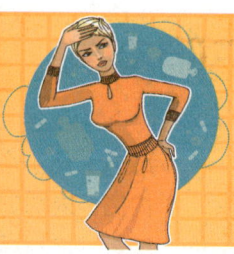

病症简介

腰背酸痛是由于肌肉挛缩，外伤或脊柱变形造成的，但每10名患者中大约有1人是因为系统性疾病所导致的。腰背酸痛以腰部、背部、肩部、腿部的放射性疼痛、酸痛、挤压痛等为主，轻则影响正常生活，重则损害健康，严重者可丧失劳动能力。治疗须保持饮食均衡，蛋白质、维生素含量宜高；脂肪、胆固醇宜低，防止肥胖，戒烟控酒；工作中注意劳逸结合，姿势正确，不宜久坐久站，进行剧烈体力活动前先做准备活动。

应用指南

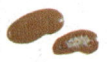 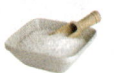

猪腰　　　　杜仲　　　　盐

补养肝肾、强筋健骨

材料： 猪腰1个，杜仲25克
调料： 盐适量
做法： 取适量盐调成盐水；杜仲洗净，放入锅中，小火煸炒，加盐水炒至微黄盛出；将杜仲与猪腰一同放入砂锅中，加清水大火烧开，转小火煮1个半小时，加盐调味即可。

鲜枸杞叶　　　大米　　　　羊腰

补肾益精、治腰背痛

材料： 鲜枸杞叶、大米各100克，羊腰2只
调料： 盐3克
做法： 将鲜枸杞叶洗净切碎；羊腰洗净，去筋膜、臊腺切碎；大米洗净，放入砂锅中，加入清水煮至粥将成时，放入鲜枸杞叶、羊腰，继续煮至熟，加盐调味即可。

调理食谱 桑葚黑豆黑米粥

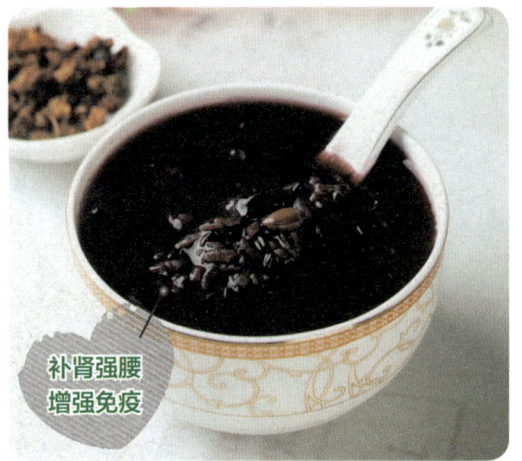

补肾强腰
增强免疫

材料： 桑葚15克，水发黑豆20克，水发黑米50克，水发大米50克

调料： 冰糖10克

做法

① 砂锅中注水烧开，倒入洗好的桑葚，用小火煮15分钟至其析出有效成分，捞出。② 倒入洗好的黑豆、黑米、大米，拌匀，用小火煮40分钟至食材熟透，放入适量冰糖，搅拌匀，煮至冰糖溶化，盛入碗中即可。

调理食谱 白菜炖豆腐

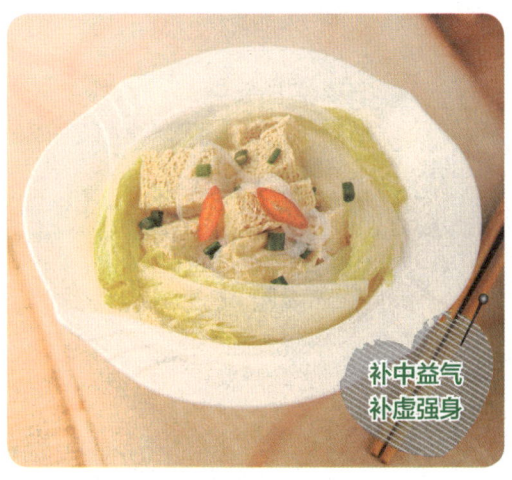

补中益气
补虚强身

材料： 豆腐300克，白菜180克，粉丝200克，高汤300毫升，红椒片、葱蒜少许

调料： 盐2克，生抽5毫升，鸡粉、食用油各适量适量

做法

① 将白菜洗净切段；豆腐洗净切块焯水。② 用油起锅，倒蒜末、白菜、高汤、豆腐块、粉丝、盐、鸡粉、生抽，煮至入味，大火收汁。③ 盛出食材，撒入红椒片、葱花即成。

红枣桂圆枸杞茶

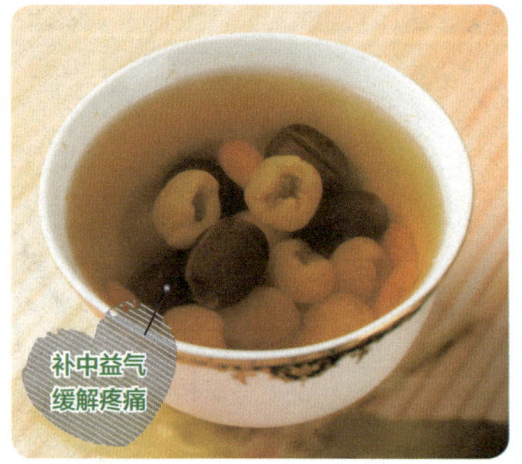

补中益气 缓解疼痛

材料： 红枣25克，桂圆肉20克，枸杞5克

做法

① 将洗净的红枣切开，去核，备用。② 锅中注入适量清水，用大火烧开，放入洗好的红枣、桂圆肉、枸杞，盖上盖，用小火煮约20分钟，至食材析出营养成分。③ 关火后揭开盖，盛出煮好的茶水，装入碗中，稍微放凉即可饮用。

参须红枣茶

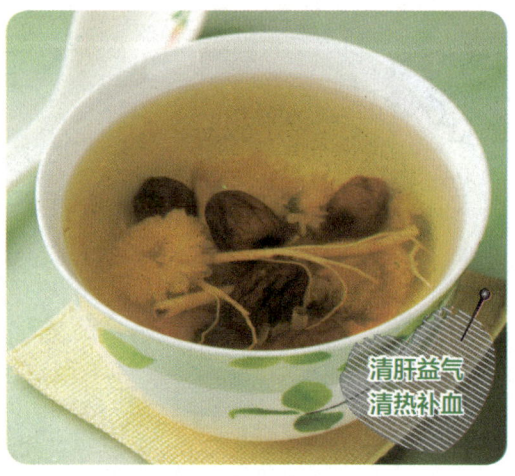

清肝益气 清热补血

材料： 红枣20克，人参须10克，枸杞8克，菊花4克

做法

① 砂锅中注入适量清水，用大火烧开，放入备好的红枣、人参须、菊花和枸杞。② 盖上盖，用小火煮约20分钟至药材析出有效成分。③ 揭开盖，盛出煮好的茶水，装入碗中即可。

按摩肾俞穴

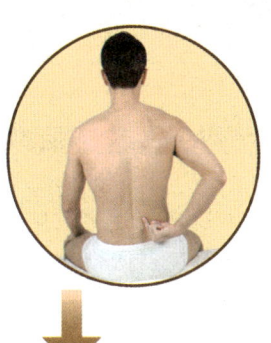

取穴： 位于腰部，在第2腰椎棘突下，左右旁开2指宽处。

功效： 培补肾气，调节生殖功能。

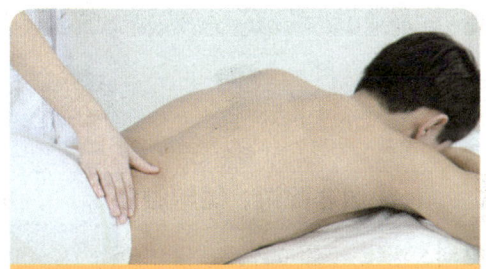

操作： 患者取俯卧位，按摩者站其侧边，用手掌根部的力度去揉按肾俞穴，至潮红、发热为宜。可每日按摩1次。

按摩大肠俞穴

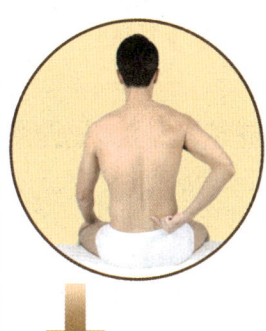

取穴： 位于腰部，第4腰椎棘突下，腰阳关穴旁开2指宽处。

功效： 理气降逆、调和肠胃。

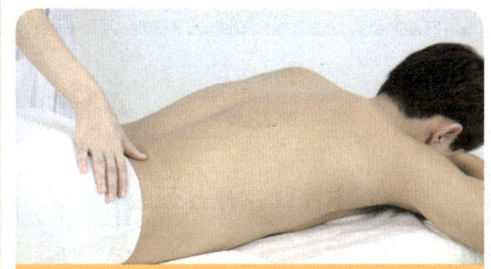

操作： 患者俯卧，按摩者站其侧边，用手掌根部的力度去揉按大肠俞穴，至潮红、发热为宜。可每日按摩1次。

办公室一族要小心腰肌劳损

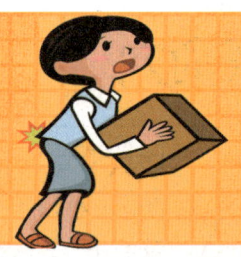

病症简介

久坐不动也是引发腰肌劳损的"杀手"之一,因为人在坐着的时候,并不能使腰部肌肉放松,反而造成腰部肌肉处于一定的紧张状态。长时间紧张状态导致腰部肌肉易疲劳,出现酸胀感和疼痛不适感。建议患者多锻炼身体,活动腰部,加强腰背肌锻炼,以促进气血流通,增强腰部筋肉的力量。可做前俯后仰、左右侧屈、仰卧举腿等广播操,或打太极拳。

应用指南

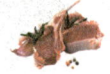 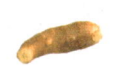 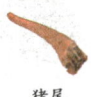 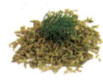

羊肉　　薏米　　生姜　　　　猪尾　　胡椒　　大茴香

温中补肾、补肾强腰

材料: 羊肉250克,薏米50克,生姜20克
做法: 将备好的羊肉洗净,切成块;将备好的生姜洗净,切成片;将备好的薏米淘洗干净。将三者一起放入砂锅中,加入适量清水,先用大火烧开,再转小火煲煮至羊肉烂熟即可。

散寒除湿、缓解腰痛

材料: 猪尾1条,胡椒、大茴香各适量
调料: 盐适量
做法: 将备好的猪尾去毛洗净,切成段,与胡椒、大茴香一起放入砂锅中,加入清水,先用大火烧开,转小火煮至猪尾熟烂,加入盐搅拌均匀,关火后盛出即可食用。

调理食谱 东坡豆腐

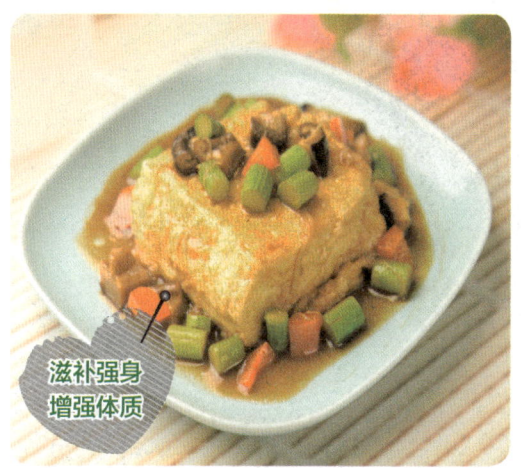

滋补强身 增强体质

材料： 豆腐200克，蒜薹100克，香菇80克，面粉80克，彩椒20克，姜丝少许

调料： 盐2克，生抽、食用油、糖、料酒各适量

做法

① 各食材切好备用。② 豆腐加盐、面粉拌匀，炸成金黄色。③ 锅中注油，放姜丝爆香，倒入料酒、糖、豆腐、蒜薹、香菇、彩椒、生抽、盐拌匀，煮至汤汁浓稠即可。

调理食谱 金樱子杜仲煲猪尾

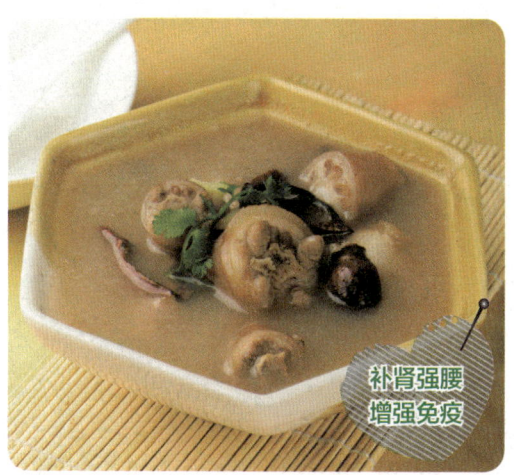

补肾强腰 增强免疫

材料： 金樱子12克，杜仲20克，猪尾450克，姜片少许

调料： 料酒8毫升，盐、鸡粉、胡椒粉各2克

做法

① 将洗净的猪尾氽去血水，捞出。② 锅中注水烧开，倒入猪尾、金樱子、杜仲、姜片、料酒，拌匀，烧开后用小火炖1小时，加入盐、鸡粉、胡椒粉拌匀。③ 关火后盛出炖煮好的食材，装入汤碗中即可。

调理花茶 杜仲茶

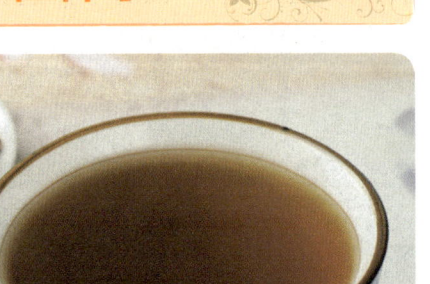

补肝益肾
强筋壮骨

材料： 杜仲20克

做法

① 锅中注入适量清水，用大火烧开，放入洗好的杜仲，搅拌匀，盖上盖，大火煮沸后用小火煮约20分钟，至其析出有效成分。② 揭盖，转中火拌匀，略煮片刻，关火后盛出煮好的药茶。③ 滤取茶汁，装入茶杯中，趁热饮用即可。

调理花茶 活血补气茶

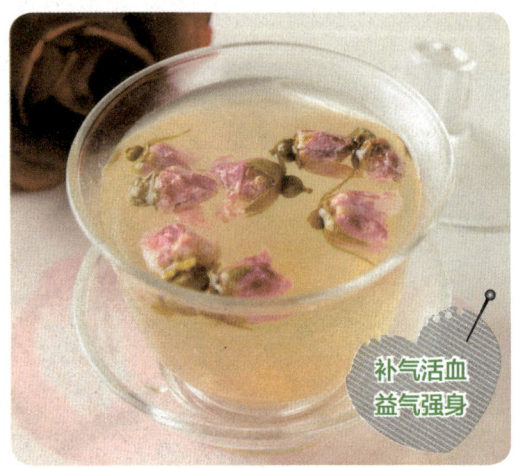

补气活血
益气强身

材料： 党参6克，红玫瑰8克

做法

① 锅中注水烧开，倒入洗好的党参，用小火煮约20分钟至其析出有效成分捞出，用中火保温药汁，待用。② 将洗好的玫瑰花放入茶杯中，倒入药汁，清洗一下，滤出茶汁，再次注入药汁，至八九分满，盖上杯盖，泡约5分钟。③ 揭盖，趁热饮用即可。

按摩肾俞穴

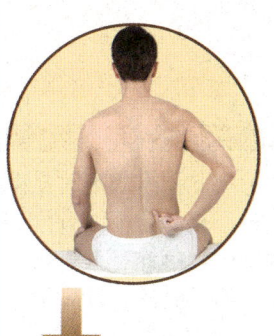

取穴： 位于腰部，在第2腰椎棘突下，左右旁开2指宽处。

功效： 培补肾气，调节生殖功能。

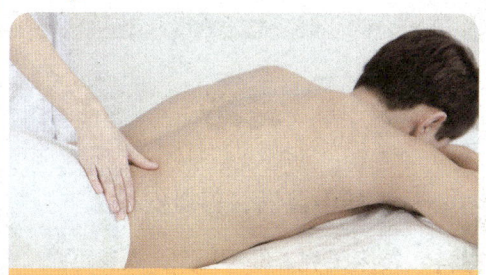

操作： 患者取俯卧位，按摩者站其侧边，用手掌根部的力度去揉按肾俞穴，至潮红、发热为宜。可每日按摩1次。

按摩三阴交穴

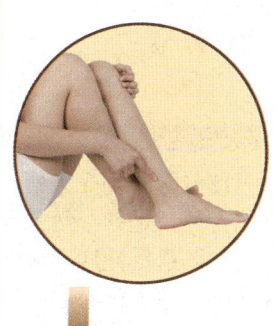

取穴： 位于小腿内侧，双脚微微弯曲，在膝关节后的腘窝正中即是本穴。

功效： 舒筋通络、散瘀活血、补虚强肾。

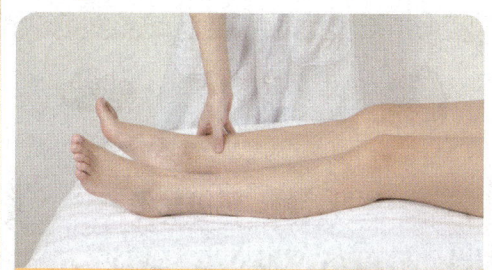

操作： 患者取仰卧位，按摩者可用拇指指尖掐按三阴交穴，也用手掌成空心掌，拍打此穴至发热为宜。可每日按摩1次。

办公室人群小心颈椎病

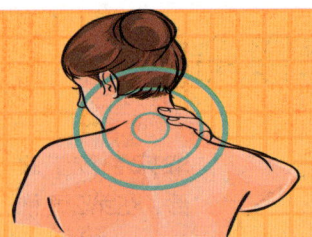

病症简介

办公室人群每天大部分时间都在坐着工作,对着电脑一动不动,因此颈椎酸疼时常发生。颈椎病又称颈椎综合征,是颈椎骨关节炎、增生性颈椎炎、颈神经根综合征、颈椎间盘脱出症的总称,是一种以退行性病理改变为基础的疾患。其实颈椎出现疼痛,很有可能是颈椎病的前兆,因此办公室人群必须尽早防治。应增加工间休息和活动时间,以增强全身的血液循环,消除局部肌肉疲劳,预防和缓解颈椎的劳损。

应用指南

 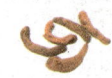

猪脑　　　天麻　　　陈皮

平肝养脑、缓解眩晕

材料: 猪脑1个,天麻10克,陈皮5克
做法: 将备好的天麻、陈皮、猪脑分别洗净;将天麻切碎,和陈皮、猪脑一起放入炖盅内,加入适量清水,放入蒸锅中隔水炖30分钟至熟,取出炖盅,再加入适量盐,拌匀调味即可。

  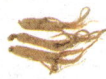

粳米　　　红枣　　　人参

补中益气、养血安神

材料: 粳米50克,红枣15克,人参3克
做法: 将备好的人参研碎成细粉;将备好的粳米、红枣分别洗净,一起放入砂锅中,加入适量清水,先用大火煮开,再转小火熬煮至粥成;加入人参粉搅匀,煮沸,关火后盛出即可。

豌豆炒牛肉粒

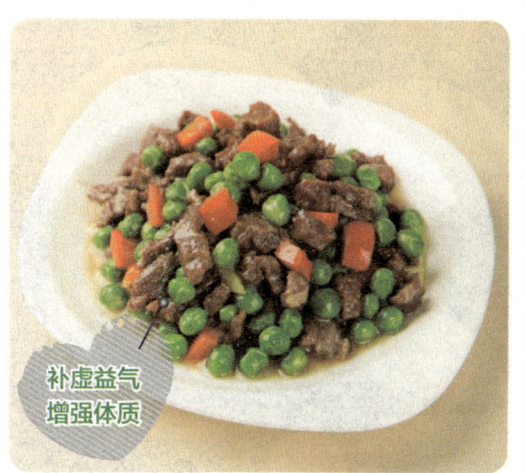

补虚益气
增强体质

材料： 牛肉260克，彩椒20克，豌豆300克，姜片少许

调料： 盐2克，料酒3毫升，食用油适量

做法

① 将彩椒洗净切丁；牛肉洗净切粒，加调味料腌渍。② 将豌豆、彩椒焯水；牛肉滑油。③ 用油起锅，放姜片爆香，倒入牛肉、料酒、焯过水的食材、盐、料酒，炒匀即可。

茄汁鳜鱼

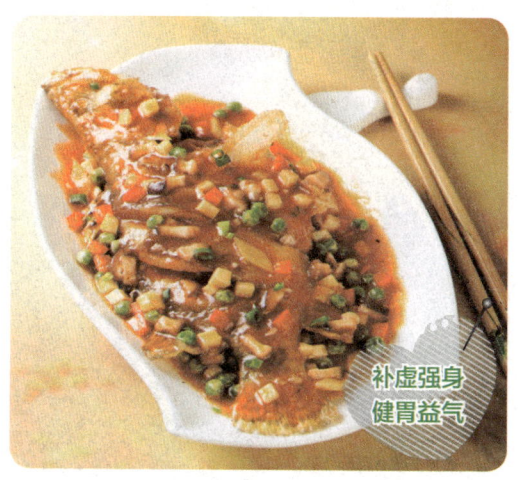

补虚强身
健胃益气

材料： 鳜鱼350克，冬笋45克，豌豆30克，香菇20克，彩椒15克，姜、蒜、葱各少许

调料： 盐3克，生抽4毫升，生粉15克，番茄酱10克，白糖3克，水淀粉6毫升，食用油适量

做法

① 将鳜鱼切花刀；冬笋、香菇、彩椒洗净切丁，焯水。② 将鳜鱼放调料腌渍，炸至金黄色。③ 锅底留油，放入食材、水、调料拌匀，调成味汁；鳜鱼装盘，浇上味汁即可。

金银花茶

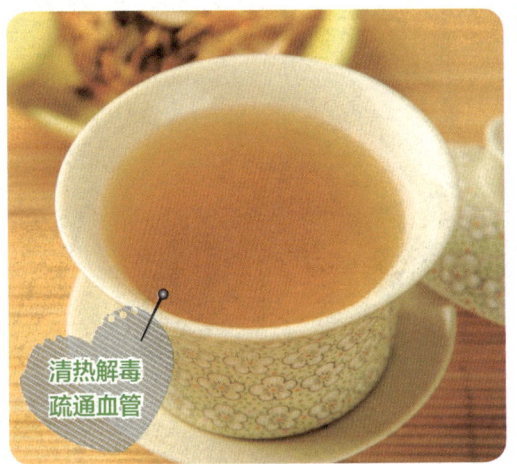

清热解毒
疏通血管

材料： 金银花6克，甘草、连翘各少许

做法

① 将金银花、甘草和连翘洗净，备用；砂锅中注入适量清水，用大火烧热，倒入备好的金银花、甘草、连翘。② 盖上盖，烧开后用小火煮约15分钟至其析出有效成分，揭盖，搅拌均匀。③ 关火后盛出药茶，滤入茶杯中即可饮用。

菊花茶

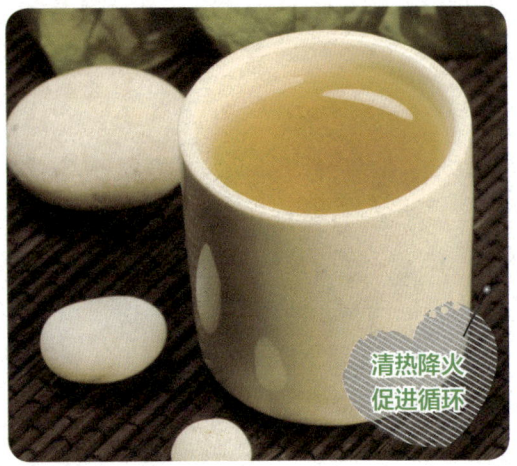

清热降火
促进循环

材料： 菊花4克

做法

① 将备好的菊花洗净，装入碗中，待用；将砂锅中注入适量清水，用大火烧开，放入洗净的菊花，用勺搅拌均匀，盖上盖，再用小火煮20分钟，至药材析出有效成分。② 将煮好的茶水盛出，装入杯中，稍微放凉后即可饮用。

特效穴位 按摩肩井穴

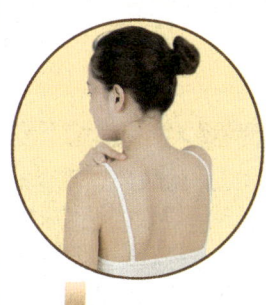

取穴： 位于肩部，当大椎与肩峰端连线的中点，即乳头正上方与肩线交接处。

功效： 祛风清热、活络消肿。

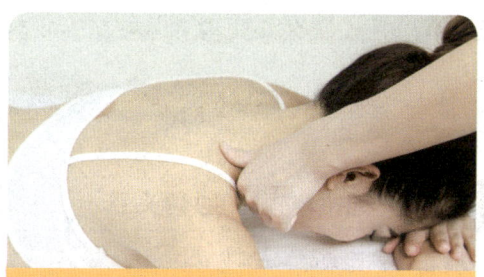

操作： 用拇指指腹按揉右侧肩井穴5分钟，再用同样的手法按揉左侧肩井穴5分钟，力量均匀，以局部有酸、胀感为宜。可每日按摩1次。

特效穴位 按摩大椎穴

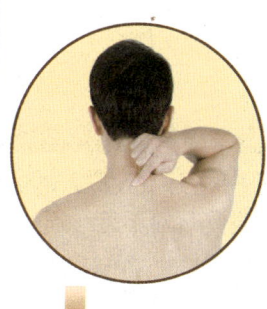

取穴： 在颈部与背部交界处，后脖子正中隆起最高的脊椎骨下方凹陷处。

功效： 祛风散寒、清脑宁神。

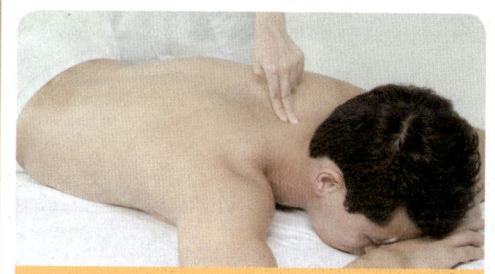

操作： 患者取俯卧位，按摩者将食指和中指并拢，指腹放于大椎穴上，用力按揉，以局部有酸、胀、痛感为宜。可每日按摩1次。

办公室人群当心肩周炎

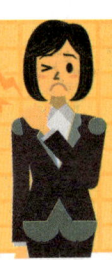

病症简介

肩周炎已慢慢趋向办公室人群,越来越多的办公室人群经常感觉肩膀酸痛,难以忍受。中医认为,肩周炎是气血不足、筋失所养、外感风寒或劳作过度等所导致的慢性损伤性炎症,临床以肩关节内、外粘连,局部疼痛,关节活动受限为特征。患者忌吃肥腻食品,否则会出现关节强直、疼痛肿胀以及功能障碍,关节炎的症状明显加重;忌吃海鲜,如海参、海带、海菜等;忌饮酒及大量饮咖啡、浓茶。

应用指南

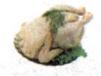 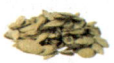   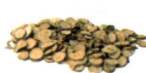 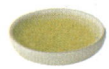

老母鸡　　老桑枝　　盐　　　　粳米　　桂枝　　姜汁

祛风除湿、补虚通络

材料: 老母鸡1只,老桑枝60克
调料: 盐适量
做法: 老桑枝洗净切小段,备用;老母鸡处理干净,与老桑枝一起放入砂锅中,加入适量清水,大火烧开后转小火慢炖,煲煮至鸡肉烂熟,加入适量盐调味即可。

驱散寒湿、通利关节

材料: 粳米50克,桂枝5克
调料: 姜汁10滴
做法: 将桂枝洗净,备好的粳米洗净,放入砂锅中,加入适量清水,煮至粥快成时,加入备好的桂枝,改用小火慢煎至熟,最后加入姜汁即可。

调理食谱 胡萝卜红烧牛肉面

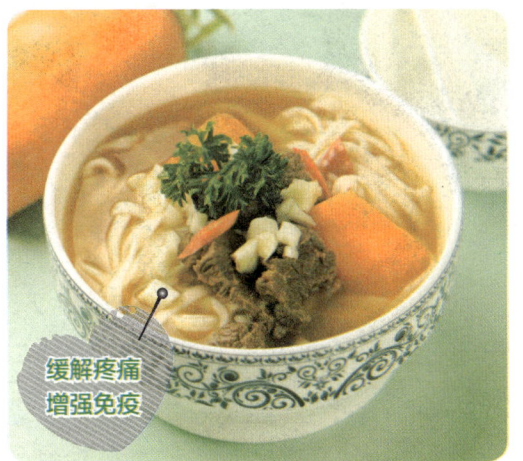

缓解疼痛
增强免疫

材料： 胡萝卜、熟牛肉各100克，面条170克，牛肉汤300毫升，蒜末、红椒丝、香菜各少许

调料： 生抽3毫升，盐、鸡粉各适量

做法

① 将胡萝卜切块焯水；熟牛肉切厚片；面条煮熟，装碗中，加胡萝卜和牛肉。② 炒锅置火上，倒入牛肉汤煮开，加调料拌匀煮沸，浇在面条上，撒上红椒丝、蒜末和香菜即可。

调理食谱 生地桃仁红花炖瘦肉

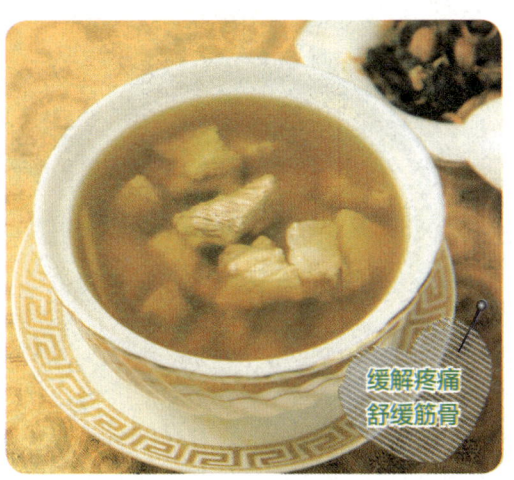

缓解疼痛
舒缓筋骨

材料： 猪瘦肉180克，生地6克，桃仁18克，红花5克，姜片、葱段各少许

调料： 盐2克，料酒10毫升

做法

① 将猪瘦肉洗净切丁，汆水。② 纱袋中放入红花、生地、桃仁，制成药袋。③ 锅中注水烧开，倒入姜片、葱段、药袋、瘦肉丁，烧开后用小火煮10分钟，淋入料酒，小火续煮约1小时，加盐拌匀，拣出药袋即可。

山楂玫瑰茶 （调理花茶）

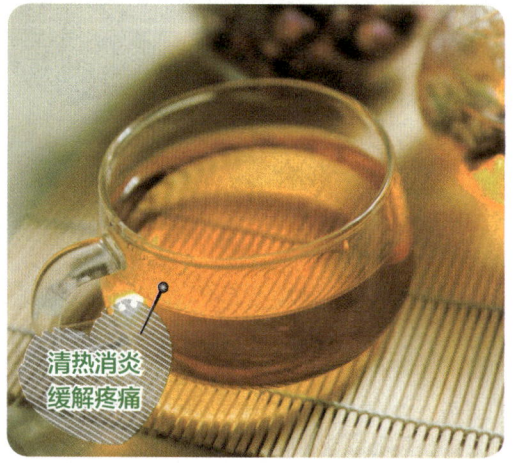

清热消炎
缓解疼痛

材料：茉莉花5克，玫瑰花4克

做法

① 取备好的茶壶，放入茉莉花、玫瑰花，注入少许开水，冲洗一遍，去除杂质，倒出壶中的热水，壶中再次注入开水，至六七分满。② 盖好壶盖，浸泡约5分钟，至散出清香味。③ 另取一个干净的茶杯，倒入泡好的玫瑰茶即可。

姜汁红茶 （调理花茶）

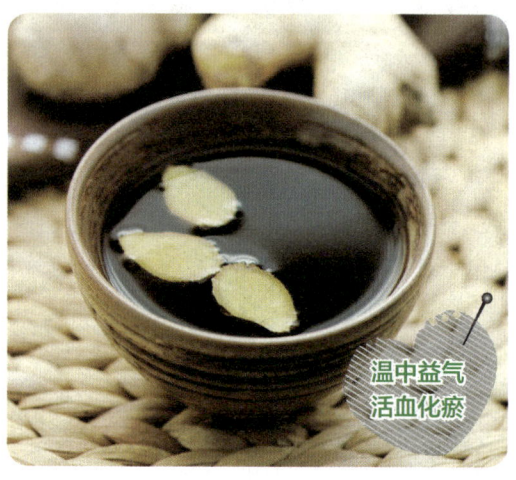

温中益气
活血化瘀

材料：老姜70克，红茶叶10克

做法

① 将老姜洗净去皮切片。② 锅中注水烧开，倒入姜片，煮沸后用小火煮约10分钟，至其析出有效成分，转中火保温。③ 茶壶中放入红茶叶，盛入姜汁，浸泡片刻倒出，再次盛入姜汁，至八九分满，泡约5分钟，至其散出茶香味，倒入茶杯中即可。

按摩云门穴

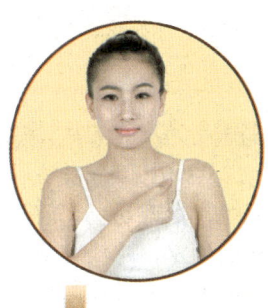

取穴： 位于胸部，当胸廓上部锁骨外侧端下缘的三角肌凹窝正中处。

功效： 清肺理气、泻四肢热。主治肩胛疼痛。

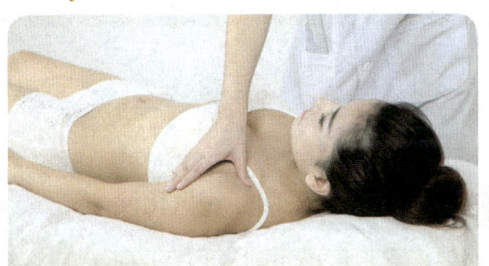

操作： 患者取仰卧位，按摩者双手拇指指腹按压此穴，做环状运动，力度适中，左右各1~3分钟。可每日按摩1次。

按摩肩井穴

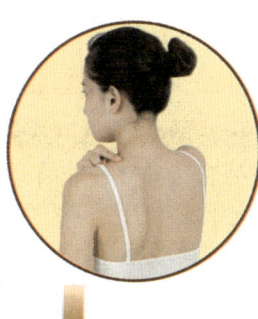

取穴： 位于肩部，当大椎与肩峰端连线的中点，即乳头正上方与肩线交接处。

功效： 祛风清热、活络消肿。

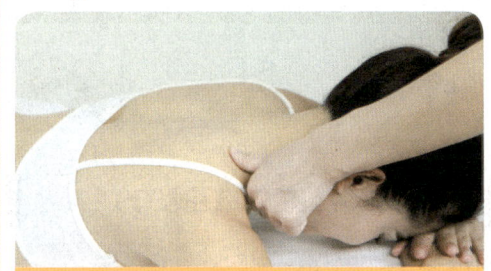

操作： 患者取俯卧位，按摩者用拇指指腹按揉右侧肩井穴5分钟，再用同样的手法按揉左侧肩井穴5分钟，力量均匀，以局部有酸、胀感为宜。每日按摩1次。

久坐族易患前列腺炎

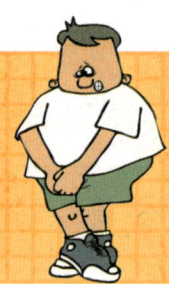

病症简介

前列腺炎是指前列腺特异性和非特异性感染所致的急慢性炎症,从而引起全身或局部的某些症状,主要发于成年男性。长期久坐办公室,加上几乎不锻炼,很容易引起前列腺炎。患者坚持适当的体育锻炼可有效改善血液循环,促进前列腺液的分泌,冲淡细菌毒素,同时帮助药物吸收,增强机体的抗病能力。但是,运动不能过于激烈,而且在运动后要及时补充水分。

应用指南

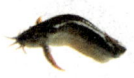 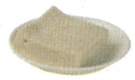 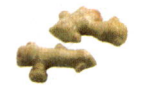 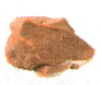 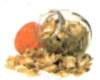 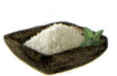

泥鳅　　　　　豆腐　　　　　姜　　　　　　猪瘦肉　　　千百合　　　　盐

健脾益气、滋补强身

材料: 泥鳅500克,豆腐、姜各适量
调料: 盐适量
做法: 豆腐洗净切块;将泥鳅去鳃及内脏洗净,和姜片一起放入砂锅内,大火烧开,转小火炖至五成熟;放入豆腐块,继续用小火炖至泥鳅熟烂,加入适量盐调味即可。

补肾滋阴、行气化浊

材料: 猪瘦肉150克,千百合15克
调料: 盐适量
做法: 千百合泡发洗净,装入盘中备用;猪瘦肉洗净,切成小块,与备好的百合一起放入砂锅中,加入适量清水,用大火烧开后转中火,煲煮成汤,加盐调味即可。

特效穴位 按摩三阴交穴

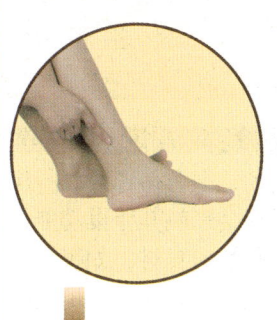

取穴： 位于小腿内侧，当人体内踝尖上3寸，胫骨内侧面后缘处。

功效： 健脾利湿、兼调肝肾。能够缓解前列腺不适。

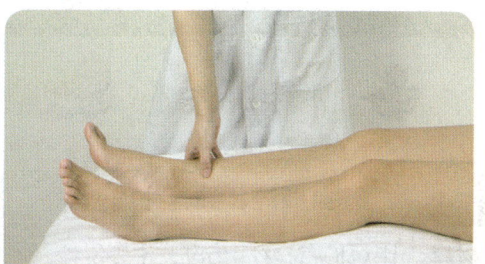

操作： 患者取仰卧位，医者用大拇指指尖垂直按压穴位，会有强烈的酸、痛感，左右各按揉1～3分钟。可每日按摩1次。

特效穴位 按摩命门穴

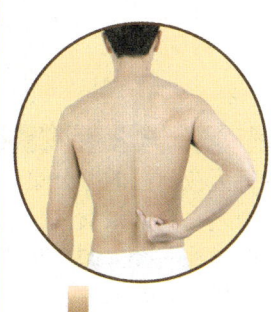

取穴： 位于后正中线上，在第2腰椎棘突下凹陷处。

功效： 温和肾阳、健腰益肾。

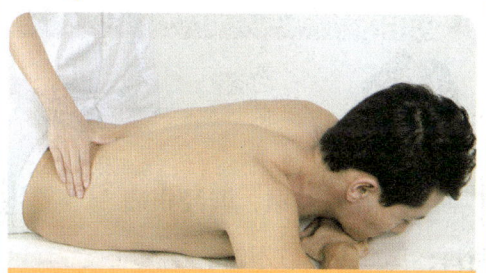

操作： 患者取俯卧位，医者用拇指指腹点按患者腰部命门穴，每次3～5分钟。可每日按摩1次。

办公室女性小心月经不调

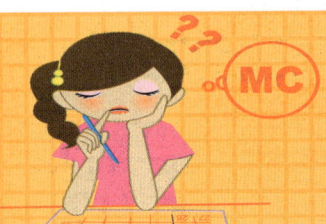

病症简介

很多办公室女性每天在自己的办公桌前一坐就是几个小时不活动,很容易导致妇科疾病,月经不调就是其中之一。如果女性长期处于空调的冷风下,可能会影响其卵巢功能,使排卵发生障碍,从而导致月经失调、腹痛腹胀。平时应适量吃一些活血食材,如黑豆、黑醋、木耳、葡萄等,尽量不吃寒性及生冷食物;注重睡眠时间与质量,并尽可能地坚持锻炼;在空调房里一定要穿袜子,即使是丝袜也好。

应用指南

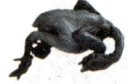
乌鸡

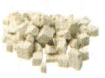
茯苓

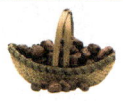
红枣

黑豆

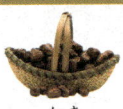
红枣

生姜

补气益血、调经止痛

材料: 乌鸡1只,茯苓9克,红枣10枚

做法: 将备好的乌鸡洗净,备用;将备好的茯苓、红枣分别洗净,放入鸡腹内,用线缝合。将乌鸡放入砂锅中,加入适量清水,大火煮开后转小火煮至熟烂,去除药渣,食肉饮汤。

补血调经、滋养补虚

材料: 黑豆10克,红枣5枚,生姜3片

做法: 将备好的黑豆、红枣洗净,与切成片的生姜一起放入砂锅中,加入适量清水,先用大火烧开,后转小火慢煮,煲煮至黑豆熟烂即可。可以从月经前3天开始服用,每日服1剂。

调理食谱 益母草炖蛋

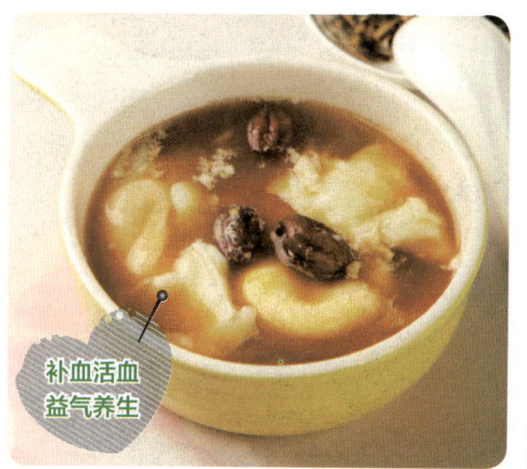

补血活血
益气养生

材料：鸡蛋2个，益母草20克，红枣15克
调料：红糖35克

做法

① 将纱袋中放入益母草，制成药袋。② 锅中注水烧热，放入药袋、红枣，搅拌片刻，烧开后用小火煮约20分钟至药材析出有效成分，拣出药袋，打入鸡蛋煮熟，加入红糖，搅匀，煮至溶化。③ 关火后盛出炖煮好的鸡蛋即可。

调理食谱 莲子红枣豆浆

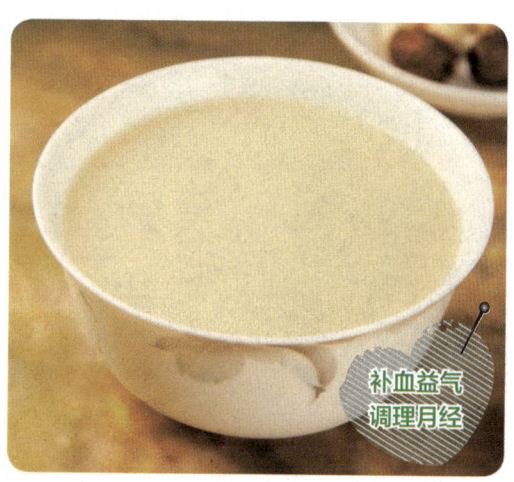

补血益气
调理月经

材料：水发莲子25克，红枣15克，水发黄豆50克

做法

① 将红枣洗净切开，去核切块。② 将红枣放入豆浆机中，倒入洗好泡发的黄豆，注水至水位线即可，选择"五谷"程序，开始打浆，待豆浆机运转15分钟左右，即成豆浆。③ 把豆浆倒入滤网，滤取豆浆，倒入碗中，撇去浮沫即可。

调理花茶 当归桂圆茶

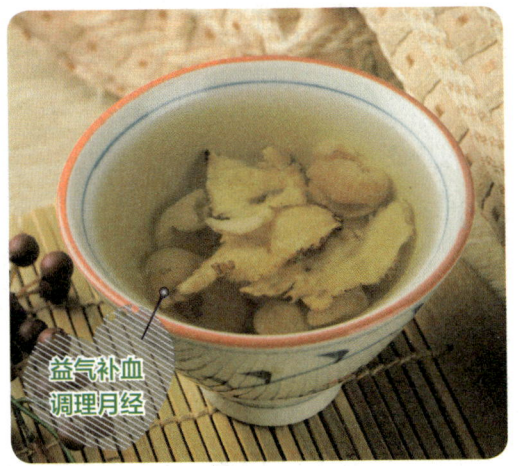

益气补血 调理月经

材料： 当归8克，桂圆肉25克

做法

① 将备好的当归和桂圆肉分别洗净，用清水浸泡片刻；砂锅中注入适量清水，用大火烧开，放入洗净的当归、桂圆肉，搅拌匀。② 盖上盖，用小火煮约20分钟至药材析出有效成分。③ 揭盖，盛出煮好的药茶，装入碗中即可。

调理花茶 洛神玫瑰茶

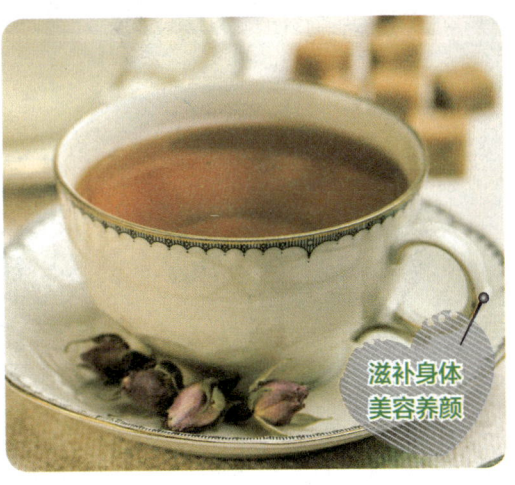

滋补身体 美容养颜

材料： 洛神花5克，玫瑰花4克，荷叶碎3克
调料： 蜂蜜少许

做法

① 砂锅中注入适量清水，大火烧开，放入洗净的洛神花、玫瑰花、荷叶，搅散，拌匀。② 转小火煮约20分钟，至药材析出有效成分，搅拌片刻。③ 关火后盛出煮好的药茶，滤取茶汁装入杯中，加入蜂蜜拌匀即可。

特效穴位 按摩足三里穴

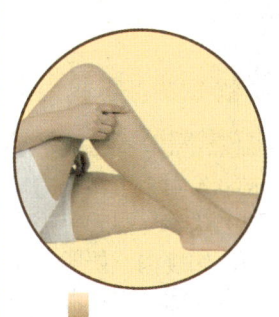

取穴： 在小腿外侧屈膝成90°，由外膝眼往下四横指，小腿两骨之间距颈骨约一横指处。

功效： 调理脾胃、补中益气。

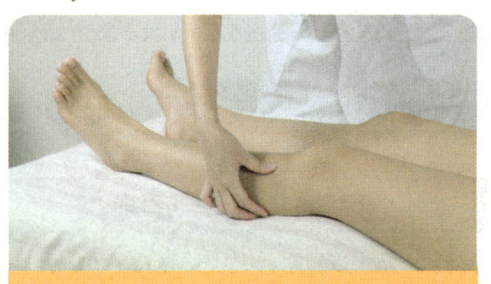

操作： 患者取仰卧位，按摩者用拇指指腹推按此穴1~3分钟，先左后右，以有酸、胀感为宜。可每日按摩1次。

特效穴位 按摩血海穴

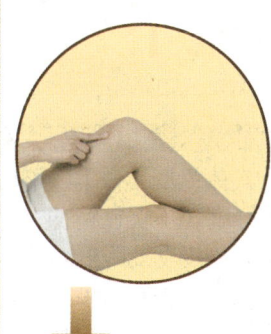

取穴： 取坐位，将腿绷直，在膝盖内侧凹陷的上方有一块隆起的肌肉，肌肉的顶端处。

功效： 健脾化湿、调经统血。

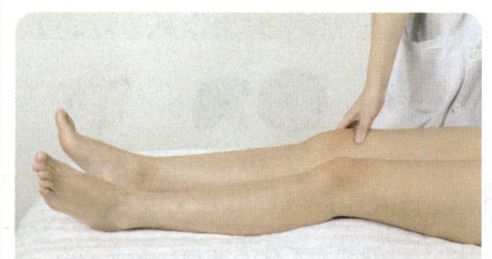

操作： 患者取仰卧位，按摩者用拇指指腹点揉两侧血海穴，有酸、胀感即可，要以轻柔为原则，左右各按揉1~3分钟。可每日按摩1次。

过度疲劳易导致免疫力低下

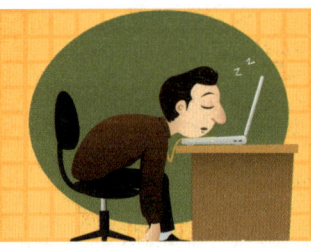

病症简介

过度疲劳会导致人体免疫力低下,给病毒入侵人体创造机会。成年人由于工作压力较大、生活节奏紧张等原因,不仅在精神上容易出现疲劳症状,在生理上还容易引起免疫力下降等反应,导致机体免疫功能降低。应多吃些含蛋白质丰富的食物,如瘦肉、奶类、鱼虾类和豆类食物;多喝水,多吃水果蔬菜,不仅可以抑菌,还可以提高身体活力;注意及时休息。平时还需要坚持适当运动,但是当身体不舒服时,运动量不要过大。

应用指南

 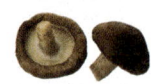 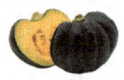

鲜蘑菇　　香菇　　黄芪　　　南瓜　　红枣　　红糖

补中益气、增强免疫力

材料: 鲜蘑菇、香菇各25克,黄芪10克
调料: 食用油适量
做法: 将黄芪洗净,放入砂锅中加水煎汁约50毫升备用;将两种菇切碎,下入油锅中略煸炒,倒入黄芪汁和适量水煮熟,加入适量调料即成。

健脾润肺、补气养血

材料: 南瓜500克,红枣10克
调料: 红糖适量
做法: 将南瓜洗净,切成小块,备用;将备好的红枣洗净,和南瓜一起放入砂锅中,加入适量清水,大火烧开后转小火慢煮,煮至食材熟烂,再加入适量红糖,搅匀即可。

香菇扒生菜

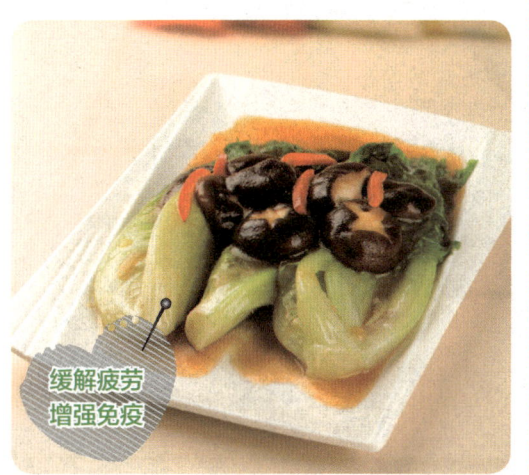

缓解疲劳 增强免疫

材料: 生菜400克,香菇70克,彩椒50克,姜片、蒜末各少许

调料: 盐3克,鸡粉2克,蚝油6克,老抽2毫升,生抽4毫升,水淀粉、食用油各适量

做法
① 将生菜、香菇、彩椒洗净切好,汆水。
② 用油起锅,放水、香菇、盐、鸡粉、蚝油、生抽、老抽、水淀粉,煮沸收浓汁。
③ 生菜摆盘,盛出食材,撒彩椒丝即成。

虫草山药排骨汤

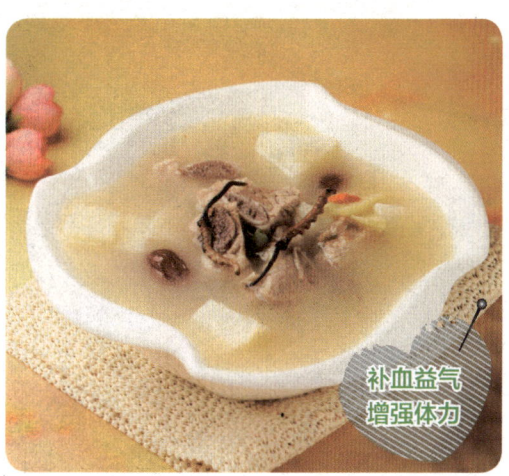

补血益气 增强体力

材料: 排骨400克,虫草3根,红枣20克,枸杞8克,姜片15克,山药200克

调料: 盐2克,鸡粉2克,料酒16毫升

做法
① 将洗净去皮的山药切丁。② 将排骨汆水。③ 砂锅中注水烧开,放入红枣、枸杞、虫草、姜片、排骨、山药丁,煮沸,淋入料酒,用小火煮40分钟,至食材熟透,放入盐、鸡粉拌匀即可。

薄荷鲜果茶 (调理花茶)

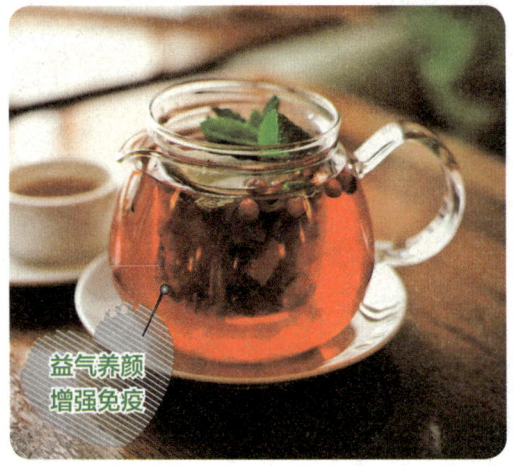

益气养颜 增强免疫

材料： 苹果100克，橙子80克，酸丁子50克，薄荷20克，红茶10克
调料： 蜂蜜适量

做法

① 将苹果、橙子洗净去皮切块；酸丁子、薄荷洗净。② 茶壶中放入苹果、橙子、酸丁子、薄荷、红茶，注入开水冲洗一遍，倒出，再次注入开水。③ 浸泡约5分钟，至散出清香味，倒入茶杯中即可。

蜂蜜柠檬茶 (调理花茶)

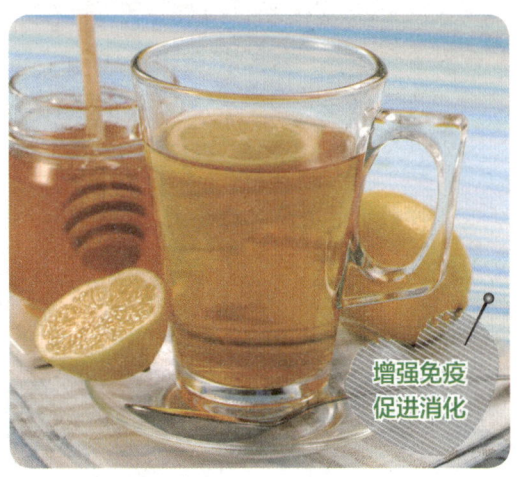

增强免疫 促进消化

材料： 柠檬80克
调料： 蜂蜜适量

做法

① 将备好的柠檬洗净，切成薄片，放入碗中备用。② 取一个干净的玻璃杯，放入切好的柠檬，注入适量开水，加入适量蜂蜜，搅拌均匀。③ 泡约2分钟，至其散发出香味，趁热饮用即可。

特效穴位 按摩气海穴

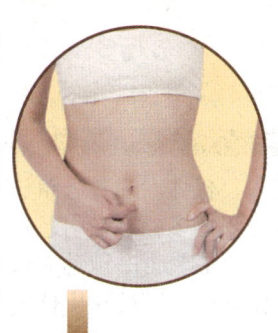

取穴： 位于下腹部，肚脐眼下1.5寸，约下2横指处。

功效： 补益回阳、延年益寿。主治免疫力低下等症。

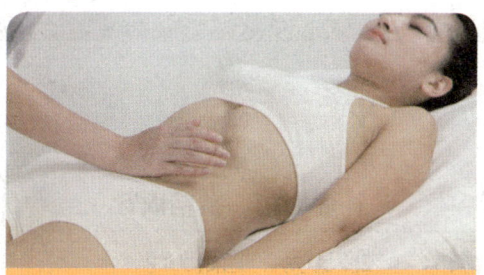

操作： 患者取仰卧位，按摩者用鱼际按揉气海穴，顺时针有规律地按揉3~5分钟，以有酸、胀感为宜。可每日按摩1次。

特效穴位 按摩合谷穴

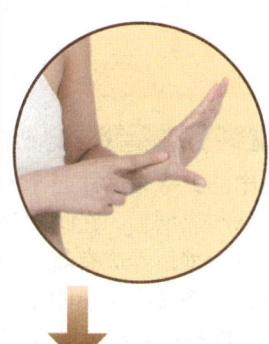

取穴： 以一手的拇指指间关节横纹，放在另一手拇、食指之间的指蹼缘上，在拇指尖下。

功效： 镇静止痛、通经活络。

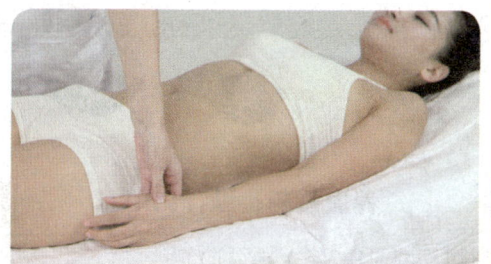

操作： 患者取仰卧位，按摩者以拇指指腹垂直按压穴位，有酸、胀、痛感，左右各按压1~3分钟。可每日按摩1次。

过度疲劳易引起盗汗

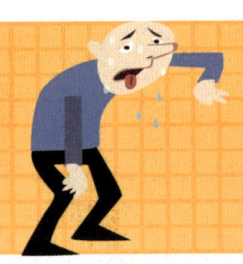

病症简介

盗汗是指入睡后出汗,醒来后汗自干的一种症状。过度疲劳的人,机体内的各脏器功能代谢活跃,可使机体产热增加,在睡眠时,皮肤血管扩张,汗腺分泌增多,容易引起盗汗。应加强必要的体育锻炼,养成有规律的生活习惯,注意劳逸结合;应禁食辛辣动火食物,切勿饮酒,并多食一些滋阴清热的新鲜蔬菜等,以使汗腺的分泌功能牢固地在机体健康的基础上得到恢复;被褥、铺板、睡衣应经常拆洗或晾晒,以保持干燥。

应用指南

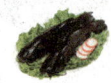 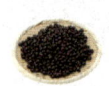 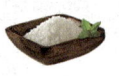 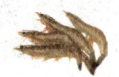 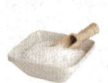

塘虱鱼　　黑豆　　盐　　　　鲜虾　　韭菜　　盐

养血益阴、滋肾调中

材料: 塘虱鱼2条,黑豆100克
调料: 盐适量
做法: 将塘虱鱼洗净,去内脏及鳃,备用;将备好的黑豆洗净,与塘虱鱼一起放入砂锅中,加入适量清水,用大火烧开,再转小火慢煮,煲煮至黑豆熟时,加盐调味即可。

补虚助阳、益精固肾

材料: 鲜虾250克,韭菜150克
调料: 盐适量
做法: 将韭菜洗净切段,备用;将备好的鲜虾洗净,去壳,备用;锅中注油烧热,下入葱、姜爆香,再将鲜虾和韭菜一起下入油锅中,急火炒煮,最后加入适量盐调味即可。

调理食谱 金樱子黄芪牛肉汤

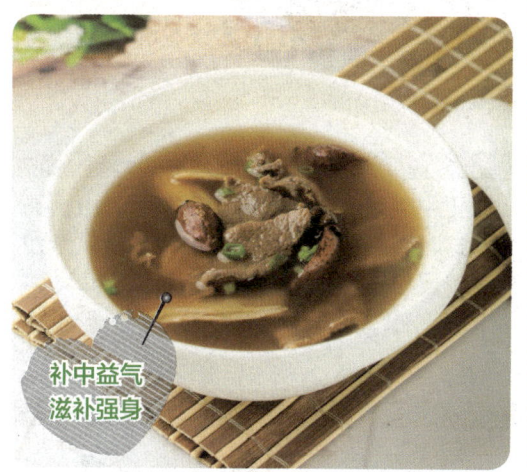

补中益气 滋补强身

材料：牛肉300克，金樱子20克，黄芪15克，姜片、葱花各少许
调料：料酒20毫升，盐2克，鸡粉2克
做法
① 将处理干净的牛肉切成片。② 锅中注水，放入牛肉片、料酒，拌匀，煮沸，氽去血水，捞出备用。③ 锅中注水烧开，放入姜片、药材、牛肉片、料酒，烧开后小火煮30分钟至熟，放入盐、鸡粉拌匀，盛出即可。

调理食谱 生地炖乌鸡

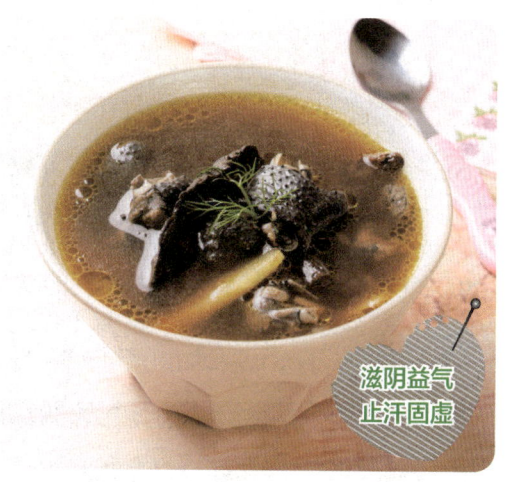

滋阴益气 止汗固虚

材料：乌鸡肉350克，生地20克，姜片少许
调料：盐2克，鸡粉2克，料酒少许
做法
① 锅中注水烧开，倒入洗净的乌鸡肉，氽去血水捞出。② 锅中注水烧开，放入备好的生地、乌鸡肉、姜片、料酒，烧开后用小火炖煮约1小时至食材熟透，加入盐、鸡粉，搅拌均匀至其入味。③ 关火后盛出煮好的汤料，撒入葱花即可。

常用鼠标点出"鼠标手"

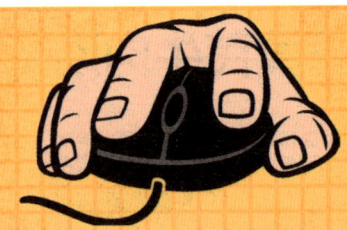

病症简介

一般情况下,我们正常使用手腕时是不会妨碍正中神经的,但在操作电脑时,由于键盘和鼠标有一定的高度,手腕必须背屈一定角度,这时腕部就处于强迫体位,不能自然伸展,长时间使用鼠标,手腕保持相同的高度和位置,反复机械地活动一两个手指,牵动腕部运动就容易造成"鼠标手"。每工作2小时应休息片刻,活动一下手腕关节,保护手腕健康;控制好身体和桌椅的距离可预防"鼠标手"。

应用指南

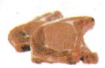 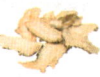
羊肉　　当归　　生姜

温经散寒、活血定痛

材料: 羊肉500克,当归、生姜各30克
调料: 盐3克
做法: 将备好的当归、生姜洗净,切成片;将备好的羊肉焯水,放凉,切成块。将所有材料一起放入砂锅中,加适量水煎煮,煮沸后撇去浮沫,改小火慢炖至羊肉熟烂,加盐调味即可食用。

大米　　芝麻　　冰糖

活血化瘀、通络止痛

材料: 大米100克,芝麻15克
调料: 冰糖5克
做法: 将芝麻用水淘净,炒黄放凉,研成泥状备用;将备好的大米洗净,与芝麻泥一起煮成粥,加入适量冰糖,搅拌均匀,关火后即可盛出食用。此粥可以在每天早餐食用。

葱韭牛肉

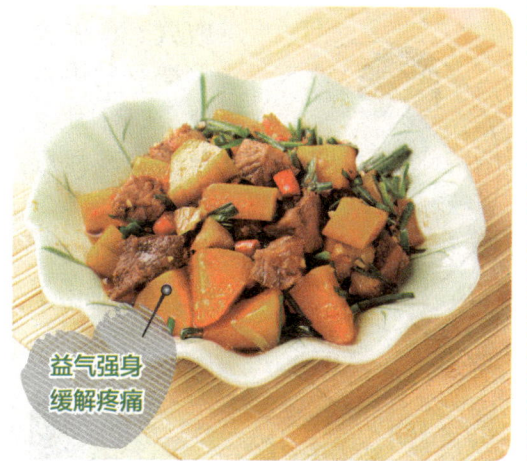

益气强身
缓解疼痛

材料：牛腱肉300克，南瓜200克，韭菜70克，小米椒15克，泡椒20克，姜葱蒜少许

调料：鸡粉2克，盐3克，豆瓣酱、料酒、生抽、老抽、五香粉、冰糖、食用油各适量

做法

① 将牛腱肉加调味料煮熟切块；小米椒、泡椒切碎，韭菜、南瓜洗净切好。② 用油起锅，放蒜、姜、葱、小米椒、泡椒炒香；放牛肉块、南瓜炒入味；放韭菜段炒匀即可。

胡萝卜黑豆浆

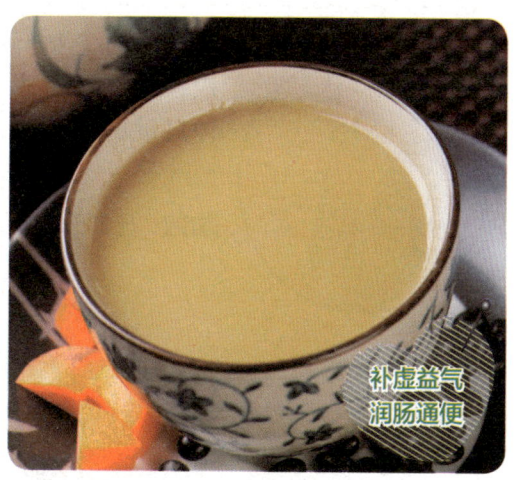

补虚益气
润肠通便

材料：黑豆80克，胡萝卜40克

做法

① 将胡萝卜洗净去皮切块。② 将胡萝卜倒入豆浆机中，放入洗净的黑豆，注入清水，至水位线即可，选择"五谷"程序，开始打浆，待豆浆机运转约15分钟，即成豆浆。③ 将煮好的豆浆倒入滤网，滤取豆浆，倒入碗中，撇去浮沫即可。

按摩阳池穴

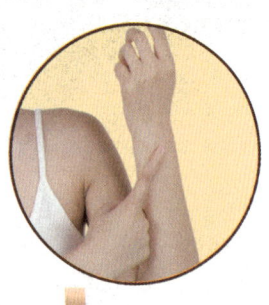

取穴：位于腕背横纹中，在指总伸肌腱的尺侧缘凹陷处。

功效：通调三焦。

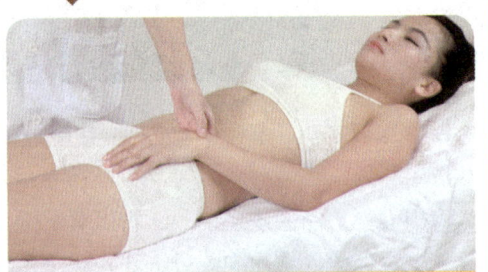

操作：用拇指指尖垂直揉按手表腕横纹中点处，有酸、痛感为宜，先左后右，各按揉1～3分钟。可每日按摩1次。

按摩大陵穴

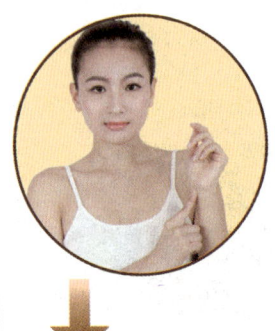

取穴：位于腕掌横纹的中点处，在掌长肌腱与桡侧腕屈肌腱之间。

功效：宁心安神、和胃通络。

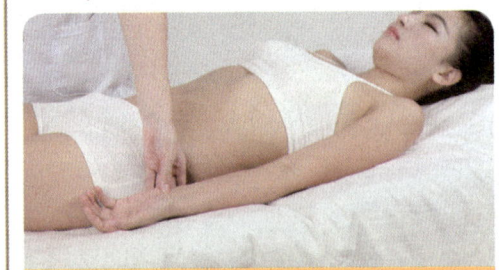

操作：用拇指指尖或指甲尖垂直掐按穴位，有刺痛的感觉，先左后右，各掐按1～3分钟。可每日按摩1次。

part 2 应酬一族常见疲劳的自我调养

对于现在的都市白领来说,很多工作都在应酬中完成,应酬中难免大吃大喝、通宵达旦,这对于人的身体是一个很大的挑战,稍微不注意,各种疾病就会降临,如肥胖、啤酒肚、脂肪肝、酒精中毒、肠胃功能紊乱、口腔溃疡等。这些都是万恶的应酬带来的苦果,应酬一族除了在应酬时要适可而止、量力而行外,对于一些后患还要进行适当的调养。

本章介绍了11种应酬一族常遇到的身体疾病,对于每种病症分别推荐了对应的食疗方案供读者选择,希望患者能摆脱疾病困扰,愉快工作。

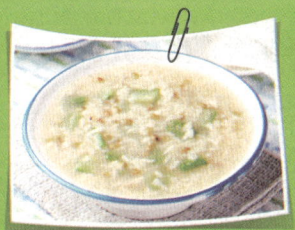
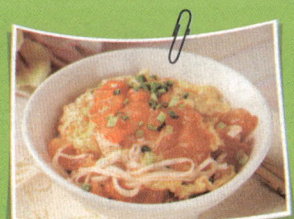
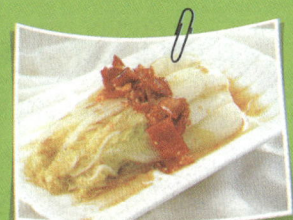

经常应酬易肥胖

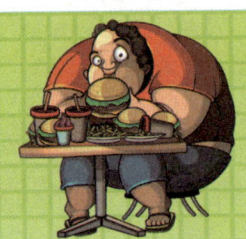

病症简介

很多人都有着"能吃就是福"的观念,现今社会食物种类繁多,各式各样美食很诱人,想吃不肥也难。肥胖不仅影响形体美,而且给生活带来不便,还会引起糖尿病、心脏病等并发症,可以说肥胖是万症之源。肥胖者在日常生活中应注意平衡饮食,控制食物摄入量,尤其是热量高的食物,尽量避免食用,还要配合体育运动,这样才能有效减肥。

应用指南

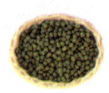 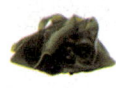 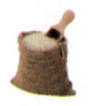  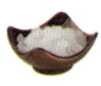

绿豆　　海带　　粳米　　　　粳米　　红小豆　　冰糖

清热解毒、利水消脂

材料: 绿豆、海带各100克,粳米50克
做法: 将绿豆洗净,用清水浸泡;海带洗净,切成小段备用。往锅中注入适量清水,放入绿豆、粳米,大火煮沸后,改小火煮至绿豆爆开后,加入海带,续煮片刻即可。

利水消肿、瘦身美容

材料: 粳米150克,红小豆100克
调料: 冰糖适量
做法: 将红小豆、粳米洗净,加清水浸泡;锅中注入适量清水,将红小豆、粳米一同放入锅中,大火煮沸后,改小火煮至食材熟烂,加入冰塘,再次沸腾后即可。

调理食谱 五彩黄瓜卷

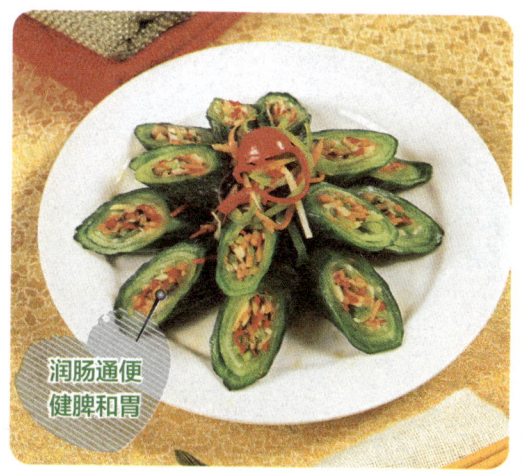

润肠通便
健脾和胃

材料： 黄瓜300克，胡萝卜200克，土豆200克，青椒100克，红椒100克，圣女果1个

调料： 盐3克，鸡粉2克，醋、芝麻油各适量

做法

①将黄瓜洗净切段，沿黄瓜往里削片，削好后层层包卷起来；其他食材切好备用。②锅内注水烧开，倒入胡萝卜、土豆、青椒、红椒焯熟捞出，加调料拌匀，用黄瓜皮卷卷好摆盘，用青椒丝、红椒丝、圣女果装饰即可。

调理食谱 水果串

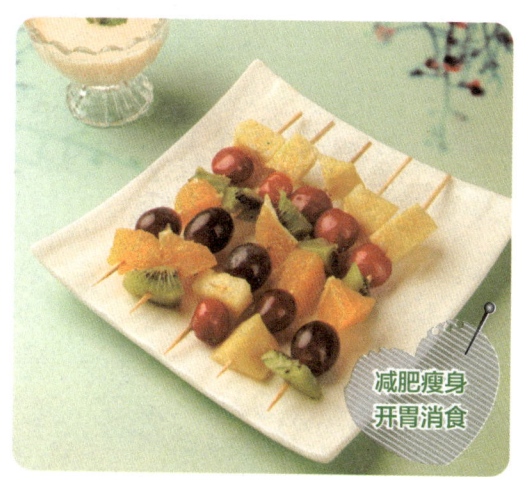

减肥瘦身
开胃消食

材料： 葡萄140克，猕猴桃100克，橙子肉80克，樱桃65克，菠萝肉45克

做法

①将洗净的猕猴桃切开，去除硬芯部分和果皮，把果肉切小块；洗好的樱桃去除果蒂；橙子肉切小块；菠萝肉切条形，改切成小块，备用。②取一根竹签，穿入切好的水果和洗净的葡萄，制成数个水果串，摆放在盘中即成。

决明子苦丁茶 (调理花茶)

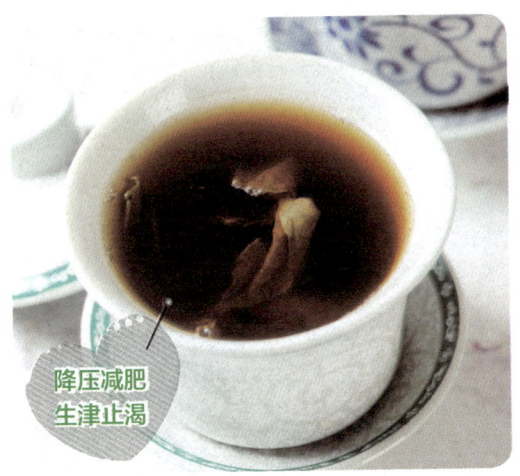

降压减肥
生津止渴

材料： 决明子15克，苦丁茶5克

做法

①将决明子、苦丁茶用清水冲泡干净，砂锅中注入适量清水烧开，倒入准备好的决明子、苦丁茶，大火煮沸后，改小火用小火煮5分钟，至药材析出有效成分，略微搅动片刻。②关火后盛出煮好的茶水，倒入杯中，趁热饮用药茶即可。

薏米荷叶山楂茶 (调理花茶)

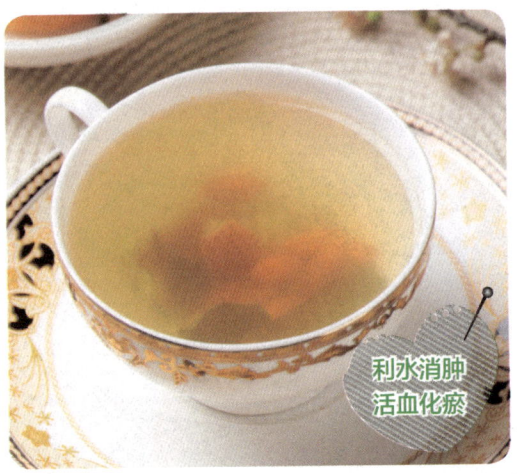

利水消肿
活血化瘀

材料： 炒薏米30克，山楂15克，荷叶、枸杞各少许

做法

①将洗净的山楂切切开，去核，备用。②砂锅中注入清水烧开，倒入薏米、荷叶、枸杞、山楂，搅拌均匀，烧开后用小火煮约15分钟至药材析出有效成分；关火后盛出煮好的茶水，倒入杯中，趁热饮用药茶即可。

特效穴位 按摩足三里穴

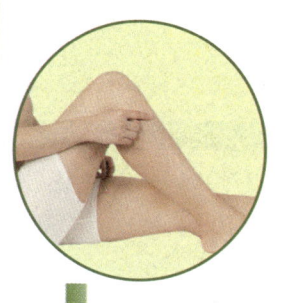

取穴： 位于小腿外侧，外膝眼下3寸，距胫骨前嵴1横指。

功效： 调理脾胃、补中益气。肥胖者可多按摩足三里穴。

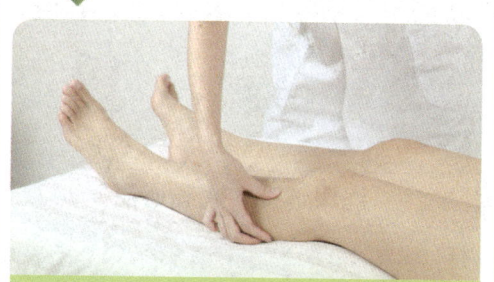

操作： 将拇指放于患者的足三里穴，其余四指附于患者小腿腿腹，力度微重，以局部有酸、胀感为宜。可每日按摩1次。

特效穴位 按摩中脘穴

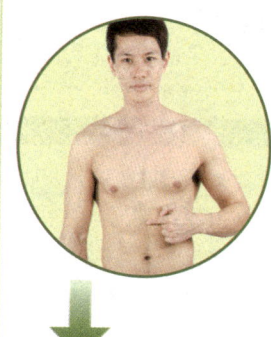

取穴： 位于上腹部，前正中线上，脐上4寸处。

功效： 疏肝养胃、消食导滞、和胃健脾。常按能减轻体重。

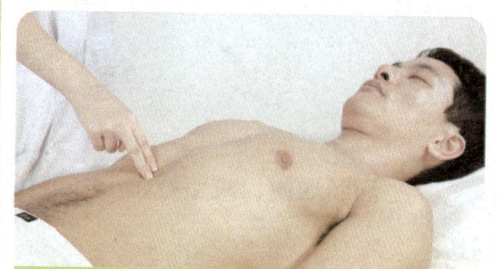

操作： 将食指、中指二指紧并，环形揉按患者中脘穴，力度适中，揉按3~5分钟。可每日按摩1次。

应酬多喝出啤酒肚

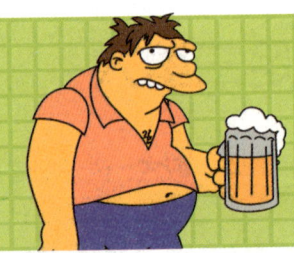

病症简介

在应酬中,难免会有喝酒的场合,尤其是男性,啤酒喝多了,肚子也就越来越大,即所谓的"啤酒肚",这也是很多疾病的罪魁祸首。啤酒肚属于腹部肥胖,许多疾病与腹部肥胖有直接关系,其中包括冠心病、肝肾衰竭等。在日常生活中,要注意少吃多动以及学会科学健康的生活习惯,这样不光能防止啤酒肚,还能健身益脑,好处多多。

应用指南

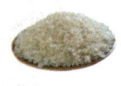 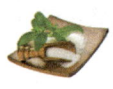 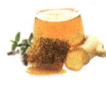

大米　　　香蕉　　　白糖　　　　　大米　　　蜂蜜　　　粳米

润肠通便、减脂瘦腹

材料: 大米50克,香蕉2根
调料: 白糖适量
做法: 将香蕉去皮,择净,捣泥备用;取大米淘净,放入锅中,加清水适量煮粥,待熟时调入香蕉、白糖,再煮沸即成。每日1剂,连续3~5天。

润燥解毒、润肠通便

材料: 大米、粳米各50克
调料: 蜂蜜适量
做法: 将大米、粳米淘洗干净,放入砂锅中,加入适量清水,大火煮沸后,改小火煮至米熟烂,放到温热后调入蜂蜜,搅拌入味即可,每日1剂。

炝汁白菜

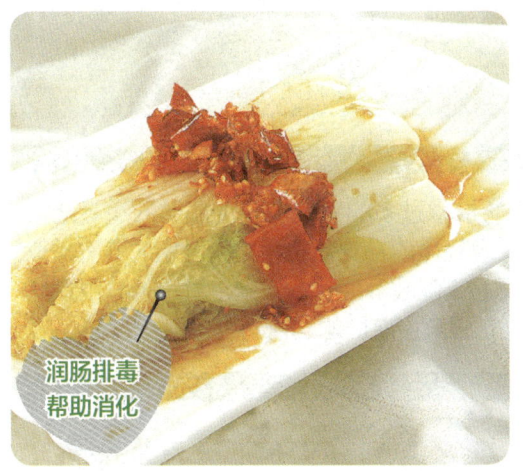

润肠排毒
帮助消化

材料： 大白菜400克、姜末适量

调料： 盐4克，鸡粉2克，酱油8毫升，芝麻油、干辣椒段、食用油各适量

做法

① 将大白菜洗净，放入开水余烫，捞出，沥干水分，切成条，放入容器。② 油锅烧热，放入姜末煸出香味，加入干辣椒，加盐、鸡粉、酱油、芝麻油炒匀，将炒好的汁浇在大白菜上，搅拌均匀，装盘即可。

上汤黄花菜

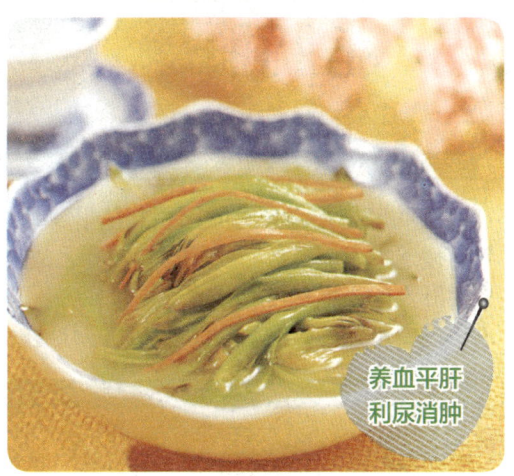

养血平肝
利尿消肿

材料： 黄花菜300克，上汤200毫升

调料： 盐5克，鸡粉3克

做法

① 将黄花菜清洗干净，沥干水分，待用。② 锅置火上，放入上汤，大火烧沸上汤，下入黄花菜，略煮片刻后调入盐、鸡粉，调味均匀，捞出，放入碗中，倒入适量上汤，装盘即可。

应酬多易患脂肪肝

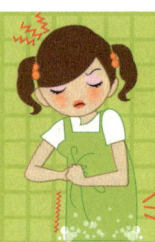

病症简介

脂肪肝是指由各种原因引起的肝细胞内脂肪堆积过多的病变。轻度脂肪肝患者通常仅有疲乏感,而多数脂肪肝患者较胖,故很难发现轻微的自觉症状。中重度脂肪肝有类似慢性肝炎的表现,可有食欲不振、疲倦乏力、恶心、呕吐等症状。饮食上宜清淡,限制饮酒,还要常做有氧运动,促进脂肪的分解,有利于缓解脂肪肝的病情。

应用指南

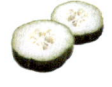 冬瓜 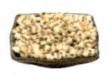 薏米   高汤   粳米 茯苓 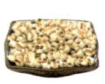 薏米

清热消肿、防治脂肪堆积

材料: 冬瓜500克,薏米30克
调料: 高汤适量
做法: 将冬瓜去皮洗净切块备用,薏米淘净放入锅内,注入高汤以大火烧沸,再改用小火继续炖至八成熟,然后加入冬瓜、盐、鸡粉,即可食用。

利水祛湿、减肥瘦身

材料: 粳米50克,茯苓、薏米各25克,陈皮5克
调料: 白糖适量
做法: 将茯苓、薏米、陈皮洗净,水煎取汁;粳米洗净,放进锅中,加上药汁和适量水。待熟时调入白糖,再煮沸即成。

调理花茶 普洱茶

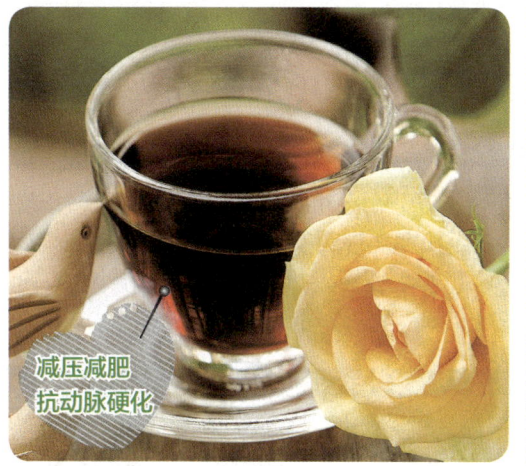

减压减肥 抗动脉硬化

材料： 普洱茶叶8克

做法

① 砂锅中注入适量清水烧开，放入洗净的普洱茶叶，搅拌匀，煮沸后用小火煮约5分钟，至茶水散出香味。② 关火后盛出煮好的茶水，装入杯中，趁热饮用即可。

调理花茶 双花山楂茶

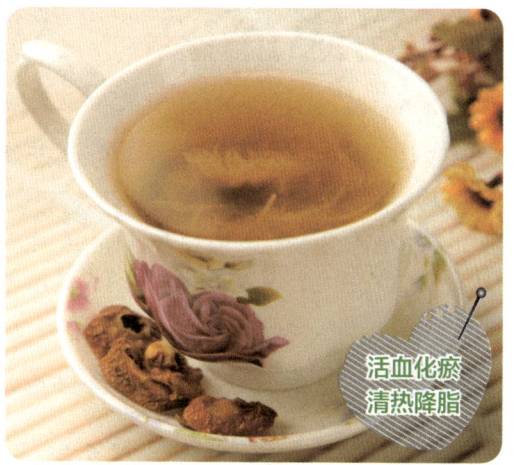

活血化瘀 清热降脂

材料： 山楂15克，菊花、金银花各10克

做法

① 锅中注入适量清水烧开，放入洗净的菊花、金银花、山楂，大火烧开后转小火续煮20分钟。② 关火后盛出煮好的山楂茶，装入杯中即可。

应酬太多易患痛风

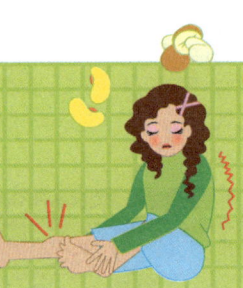

病症简介

痛风是由于嘌呤代谢紊乱导致血尿酸增加而引起组织损伤的疾病,多发人体最低部位的关节剧烈疼痛,一般1~7天后症状消失。其无症状期表现为有高尿酸血症而无临床症状,发病时主要表现为痛风性关节炎、痛风结节、肾脏病变、发热和头痛等全身症状。一旦诊断为痛风,肉、鱼、海鲜都在忌食之列,辛辣、刺激的食物也不宜多吃。

应用指南

 南瓜　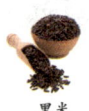 黑米　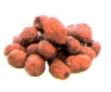 大枣　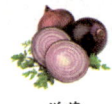 洋葱　 红酒　 蜂蜜

养血安神、健脾益胃

材料: 南瓜200克,黑米150克,大枣60克
做法: 将南瓜洗净去皮后切成薄片,黑米洗净后浸泡片刻,大枣洗净,同放入锅内,加入适量清水,大火煮沸后改小火煮至米熟烂,分次服用。可预防痛风。

延缓衰老、预防心血管病

材料: 紫色洋葱2个
调料: 红酒、蜂蜜各适量
做法: 将洋葱切成丁,装在深色玻璃瓶罐中,再倒入红葡萄酒密封,在阴凉处放置7~10天,捞出洋葱后放入冰箱备用。每次前加入适量蜂蜜,每天1次。

蒜片苦瓜

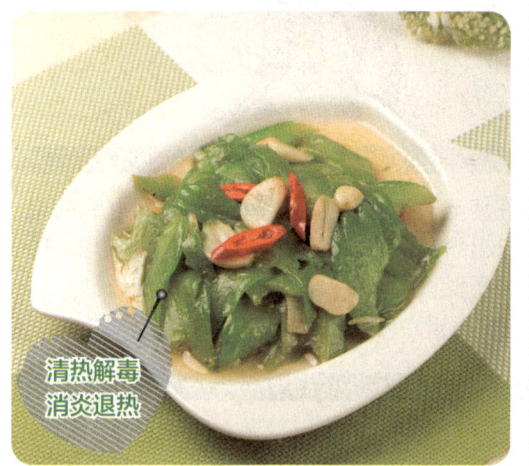

清热解毒
消炎退热

材料： 苦瓜200克，大蒜25克，红椒10克
调料： 盐2克，鸡粉、食粉、白糖、蚝油、水淀粉、食用油各适量

做法

① 将洗净的苦瓜切块；洗好的红椒切圈；去皮洗净的大蒜切片。② 锅中注水烧开，放入食粉、苦瓜片，煮半分钟捞出。③ 用油起锅，放入蒜、苦瓜、蚝油、盐、鸡粉、白糖、红椒，大火快炒，倒入水淀粉勾芡即成。

黄瓜猕猴桃汁

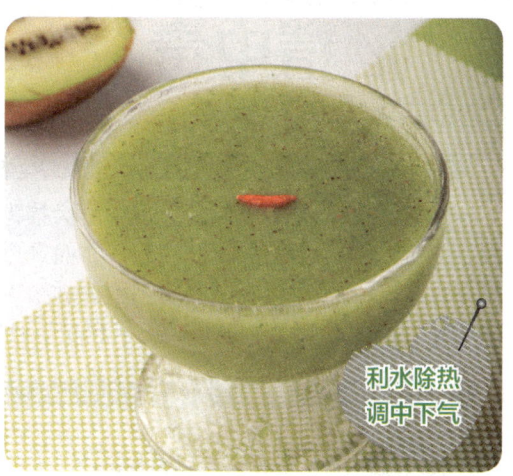

利水除热
调中下气

材料： 猕猴桃150克，黄瓜120克
调料： 蜂蜜15毫升

做法

① 将洗净的黄瓜切成条，再切丁；去皮的猕猴桃切成块。② 组好"搅拌"刀座，将黄瓜、猕猴桃倒入搅拌杯中，加入适量的纯净水，选定"搅拌"功能榨取果汁。③ 加入适量蜂蜜，继续搅拌，搅匀，将榨好的果汁倒入杯中即可。

应酬多小心"酒精中毒"

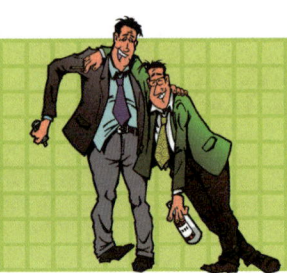

病症简介

生活中饮酒要有节制,大量饮酒会损害肝脏甚至导致酒精性肝病。特别是有肝病的患者,饮酒过多不但会加重肝病病情,而且更易引起酒精中毒。如果饮酒过度,可服用一些药物,减少酒精对胃肠黏膜的刺激。酒精中毒的表现除恶心呕吐外,还伴随颜面苍白、口唇微紫、体温下降、瞳孔散大、脉搏快、呼吸缓慢有鼾声等,这时需要及时送医院救治。

应用指南

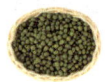
绿豆

马蹄

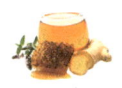
蜂蜜

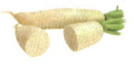
白萝卜

雪梨

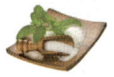
白糖

清热解毒、利尿通便

材料: 马蹄10只,绿豆

调料: 白糖各适量

做法: 将绿豆洗净,加入适量清水,煮绿豆汤,取马蹄去皮洗净,捣成泥状,用纱布包裹压榨出汁,将二者混合均匀,加入蜂蜜调匀,频服。此方法最适宜于饮高粱酒等烈性酒醉患者。

消食化滞、解酒毒

材料: 白萝卜300克,雪梨3个

调料: 白糖适量

做法: 将雪梨、白萝卜分别洗净去皮,切成小块,备用。取榨汁机,选择榨汁组合,将切好的食材放入榨汁机中,通电后榨成汁,倒入杯中加入白糖混合均匀。

调理食谱 西红柿汁

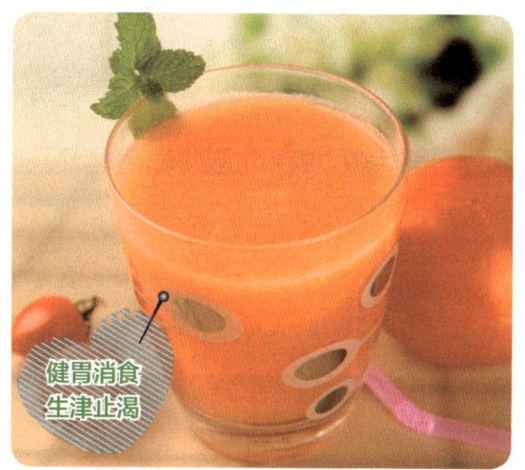

健胃消食
生津止渴

材料： 西红柿100克
调料： 蜂蜜15克
做法

①将洗好的西红柿切丁备用。②取榨汁机，将西红柿倒入搅拌机中，加入清水、蜂蜜，启动机器选择"榨汁"功能，榨取果汁，将搅拌匀的果汁倒入杯中即可。

调理食谱 香蕉奶昔

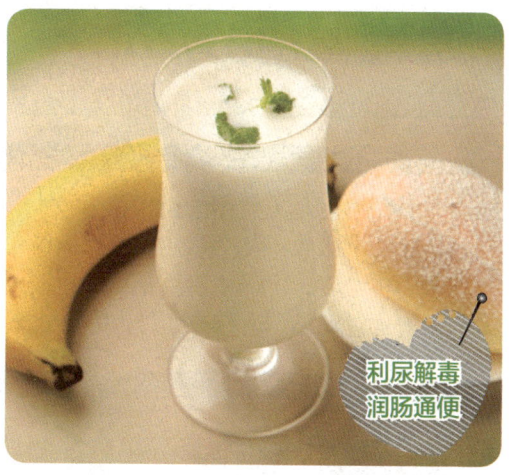

利尿解毒
润肠通便

材料： 香蕉1根，牛奶适量
做法

①将香蕉去皮，切成小段；取事先准备好的榨汁机，选择组好"搅拌"刀座组合，将香蕉倒入搅拌杯中，再倒入适量牛奶，盖上盖，通电后选定选择"榨汁"功能，榨取香蕉汁。②将榨好的奶昔倒入杯中即可饮用。

应酬多导致肠胃功能紊乱

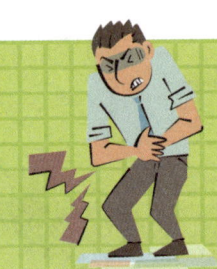

病症简介

现代很多职场人士由于工作压力较大,应酬多,很容易出现肠胃功能紊乱。常表现为腹泻、腹胀和吸收不良交替出现,严重时可以出现腹胀伴有隐痛,排气后或处于温暖环境时疼痛可能减轻,一遇寒冷就加重。胃肠道功能紊乱治疗重点不在药物,而在于平常的饮食,只有通过精神调适和改变行为等方式,才能从根本上调整胃肠道功能紊乱。

应用指南

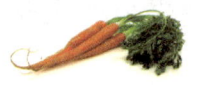 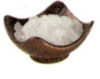 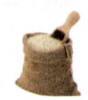 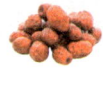 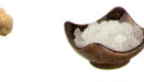

胡萝卜　　　冰糖　　　粳米　　　　大枣　　　生姜　　　冰糖

健脾化滞、宽中下气

材料: 胡萝卜500克,粳米适量
调料: 冰糖适量
做法: 将胡萝卜洗净,切块,加水煮烂,过滤去渣,然后加水,放入洗净的粳米,煮至米熟,最后加糖煮沸即可。日服2~3次,每次100~150毫升,腹泻好转后停用。

健脾暖胃、补血安神

材料: 大枣50克,生姜12克
调料: 冰糖适量
做法: 将生姜洗净切片,同大枣、冰糖一起煮熟。每日吃3次,每次吃大枣10余枚,姜1~2片,吃时用原汤炖热,饭前饭后吃均可。数次后煮枣汤渐甜,每次服此汤更好。

调理食谱 小米山药粥

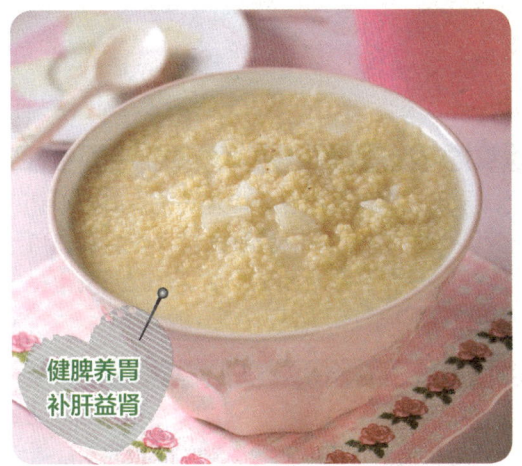

健脾养胃 补肝益肾

材料： 水发小米230克，山药110克
调料： 白糖15克

做法
①将洗净去皮的山药切丁备用。②砂锅中注入清水烧开，倒入洗净的小米，煮开后转小火煮40分钟至小米熟软；倒入山药，小火煮20分钟至全部食材熟透。③加入适量白糖，搅拌均匀即可。

调理食谱 牛奶面包粥

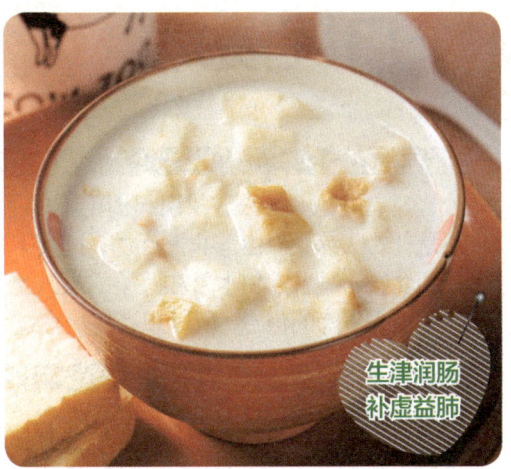

生津润肠 补虚益肺

材料： 牛奶120毫升，面包55克

做法
①将面包切细条形，再切成小丁块，备用。②砂锅中注入适量清水，大火烧开，倒入事先备好的牛奶，小火沸后倒入面包丁，搅拌均匀，将面包丁煮至软熟。③关火后，将煮好的面包粥盛入事先准备好的碗中，放凉即可食用。

消化不良、上火引起 口腔溃疡

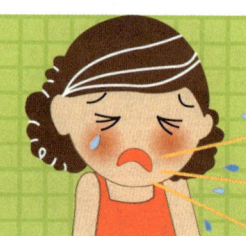

病症简介

经常在外饮食,很容易引起消化不良、上火,导致长痘痘、便秘、口腔溃疡。口腔溃疡虽不是什么大病,但由于非常疼痛,让人十分痛苦。在饮食方面,口腔溃疡患者应忌食热气上火的食物,适当增加水果和蔬菜的摄入量,以便补充多种维生素和矿物质。口腔溃疡也是身体免疫力下降的信号,所以患者在治疗过程中,还应加强锻炼、合理调养,改善体质。

应用指南

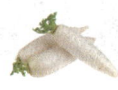 白萝卜　　 莲藕　　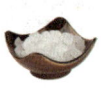 冰糖　　 绿豆　　 鸡蛋　　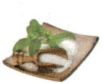 白糖

清热利咽、解毒生津

材料: 白萝卜2个,莲藕1段
调料: 冰糖适量
做法: 将白萝卜、莲藕洗净去皮,切成小块;把白萝卜、莲藕一同放入榨汁机中,去渣取汁,加入适量冰糖,用汁含漱,每日3次,连用4天可见效。

清热解毒、解暑去火

材料: 水发绿豆70克,鸡蛋1个
调料: 白糖适量
做法: 锅中注入适量清水,放入泡发好的绿豆,煮至汤色变绿,取滚烫的绿豆汤冲入蛋液内,搅拌均匀,最后加入适量白糖拌匀即可。

调理食谱 绿豆奶粥

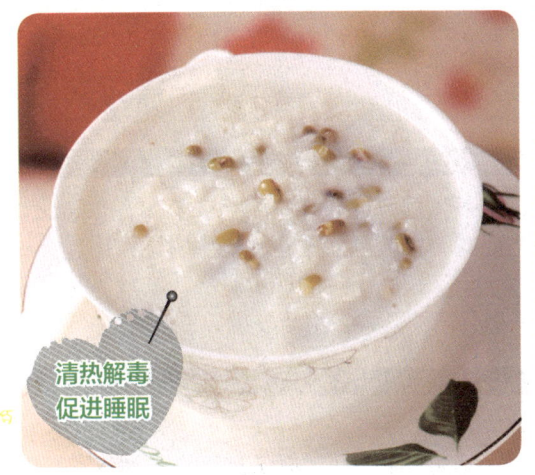

清热解毒
促进睡眠

材料： 水发大米170克，水发绿豆80克，牛奶60毫升

调料： 白糖适量

做法

① 砂锅中注入清水烧开，倒入洗净的大米、绿豆，烧开后用小火煮约30分钟至食材熟软。② 倒入备好的牛奶，撒上少许白糖，搅拌至完全溶化。③ 关火后盛出煮好的粥，装入碗中，待稍微放凉后即可食用。

调理食谱 蔬菜蛋黄羹

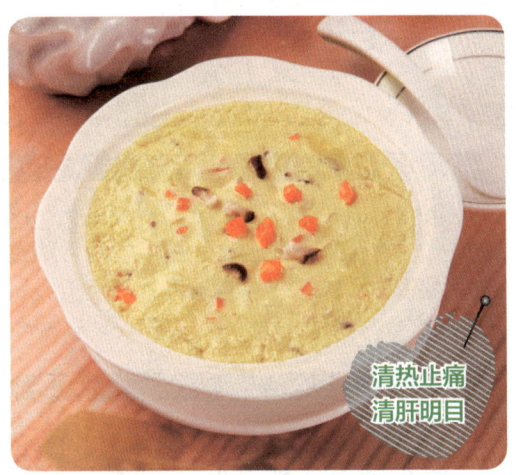

清热止痛
清肝明目

材料： 包菜100克，胡萝卜85克，香菇40克，鸡蛋2个

做法

① 将洗净的香菇、胡萝卜切成粒；洗净的包菜切成片。② 锅中注清水烧开，倒入胡萝卜、香菇、包菜，煮至熟软，捞出；鸡蛋打开，取蛋黄，装入碗中，注入温开水，放入焯过水的材料，调匀。③ 蒸锅上火烧开，放入蒸碗，中火蒸15分钟至熟即可食用。

食无定时易引起胃反酸

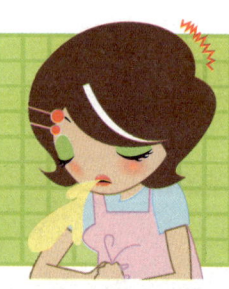

病症简介

忙碌一族经常食无定时，胃最容易出问题，很多人都有过喉咙中酸味往上冲、心窝或胸后有烧灼感的不适之症，这可能是胃酸过多的征兆。胃酸过多在胃内发生腐蚀作用，会出现吞酸、反胃、吐酸的现象，甚至造成胃溃疡或十二指肠溃疡的严重后果，其危害是不可忽略的。容易胃反酸的人，要学会放松心情，避免精神紧张，生活安排要有规律。

应用指南

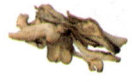  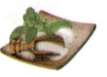   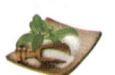

佛手　　　　竹茹　　　　白糖　　　　　糯米　　　　大枣　　　　白糖

止呕消胀、舒肝健脾

材料： 佛手、竹茹各6克
调料： 白糖适量
做法： 将佛手、竹茹洗净，放入砂锅中，加入加入300毫升清水，大火煮沸后，加入冰糖，转小火续煮一会儿，至白糖溶化即可。两餐之间温热饮之。

益胃生津、益气补血

材料： 糯米100克，大枣5枚
调料： 白糖适量
做法： 将糯米洗净，浸泡半小时；大枣洗净去核，掰成两半；将糯米、大枣、白糖一起放入砂锅中，加入清水，大火煮沸后，转小火煮至粥稠即可。

调理食谱 丝瓜绿豆粥

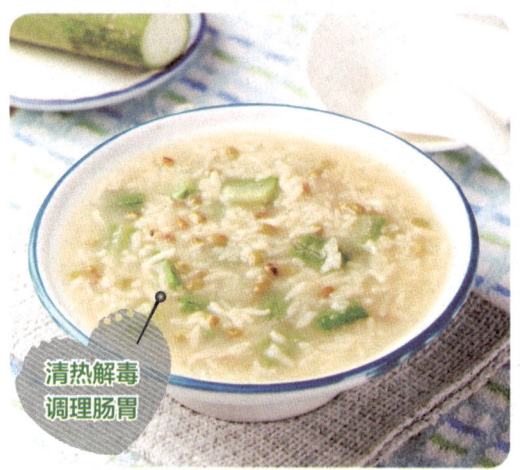

清热解毒 调理肠胃

材料： 水发大米150克，丝瓜150克，水发绿豆90克

做法

①将洗净的丝瓜切段，再切条，改切成丁，备用。②锅中注入适量清水烧开，倒入洗净的绿豆、大米，拌匀，用小火煮约30分钟至食材熟透；倒入丝瓜丁，搅拌匀，用小火续煮约10分钟至丝瓜熟软。③关火后揭盖，盛出煮好的粥，装入碗中即可。

调理食谱 双色馒头

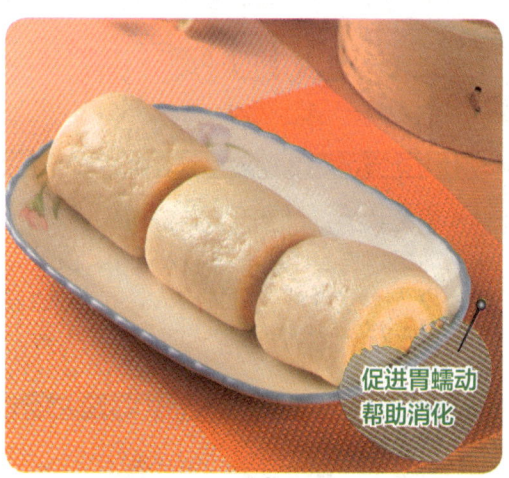

促进胃蠕动 帮助消化

材料： 低筋面粉1000克，熟南瓜200克，白糖100克，酵母10克
调料： 食用油适量
做法

①将面粉、酵母、白糖加清水，揉搓成白色面团。②另取面粉、酵母、白糖，倒入熟南瓜，制成南瓜面团；去适量南瓜面团叠在适量白色面团上，揉成面卷。③蒸盘刷食用油，摆放好馒头生坯，入蒸锅蒸至熟即成。

消化不良容易导致口臭

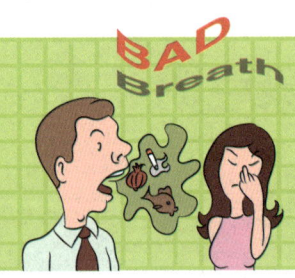

病症简介

中医认为,口臭大多与肝胆胃火重、肝胆胃湿热或消化不良有关。别小看口臭这小小的毛病,它会让你不敢与人近距离交往,从而产生自卑心理,影响正常的人际、情感交流,令人十分苦恼。口臭的人,日常饮食应注意以清淡为主,忌吃辛辣刺激、油腻的食品,忌吃易使口腔产生异味的洋葱、大葱、大蒜等。

应用指南

 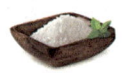 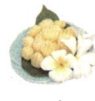   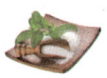

老丝瓜　　盐　　马蹄　　　　粳米　　薄荷叶　　白糖

生津止渴、解暑除烦

材料: 老丝瓜1条,马蹄适量
调料: 盐少许
做法: 将丝瓜洗净,连皮切段,马蹄去皮洗净,一同放入砂锅内,加水煎煮半小时,放盐再煮半小时即成,每天喝两次。

利咽喉、令人口气清香

材料: 粳米100克,薄荷叶10克
调料: 白糖适量
做法: 取薄荷叶洗净,入锅内加水熬煮,取汁待用。将粳米淘净,加水适量,以文火煮熟,再倒入薄荷汁、白糖,烧沸即成。

冬瓜绿豆粥

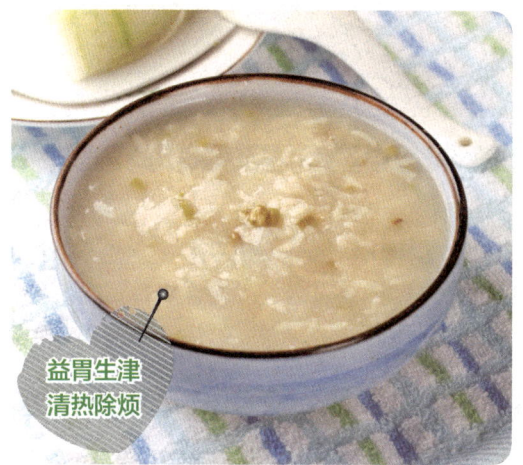

益胃生津
清热除烦

材料： 冬瓜200克，水发绿豆60克，水发大米100克

调料： 冰糖20克

做法

① 将洗净去皮的冬瓜切小丁，备用。② 砂锅中注入清水烧开，倒入洗净的大米、绿豆，烧开后用小火煮约30分钟至熟。③ 放入冬瓜，搅拌匀，用小火续煮15分钟，至冬瓜熟烂；加入适量冰糖拌匀，煮至溶化即可。

干贝花蟹白菜汤

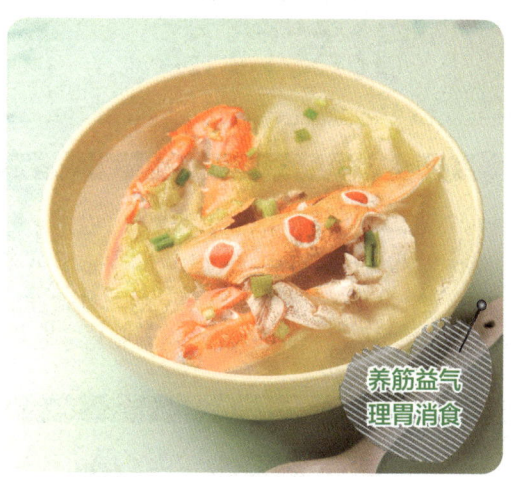

养筋益气
理胃消食

材料： 花蟹1只，干贝15克，姜片、葱花各少许

调料： 盐、鸡粉各2克，胡椒粉少许，料酒5毫升，食用油适量

做法

① 将洗净的花蟹切开，去除内脏，切块。② 用油起锅，放入姜片、花蟹、干贝、料酒，注入清水，中火煮约5分钟。③ 加入盐、鸡粉、胡椒粉，再煮至入味，撒上葱花即可。

不吃早餐易引发胃痛

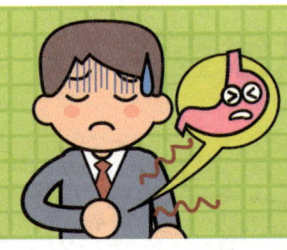

病症简介

胃痛是一种很常见的症状,所以常常会被人们忽视。导致胃痛的原因有很多,其中不吃早餐就是引起胃痛的一个重要因素。许多上班族由于工作累,早上想多睡一会儿,就把吃早餐的时间省掉了,长期下来,就会导致胃痛。无论是哪种原因引起的胃痛,都一定要注意饮食规律,节制有度,调养脾胃才是根本。

应用指南

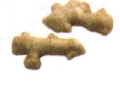 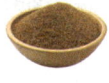 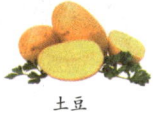 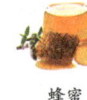

生姜　　　　红糖　　　　醋　　　　　　土豆　　　　蜂蜜　　　　高汤

温中健胃、缓中止痛

材料: 生姜30克,红糖适量
调料: 醋适量
做法: 将生姜洗净,切片,用醋浸泡24小时,每服3克加入红糖,沸水冲泡,加盖焖片刻。代茶频饮。

缓急止痛、健脾和胃

材料: 土豆250克
调料: 蜂蜜、高汤各适量
做法: 将土豆洗净,切碎,加入高汤煮成土豆成粥样,加上蜂蜜即可。每日清晨空腹食用,连服半个月。

调理食谱 南瓜山药杂粮粥

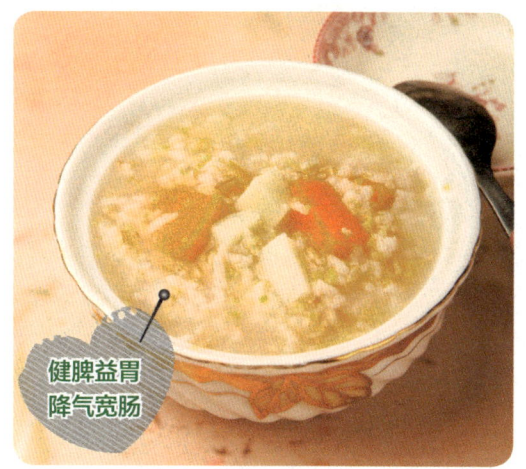

健脾益胃
降气宽肠

材料： 南瓜100克，山药80克，水发大米80克，水发荞麦50克，玉米碎适量

做法

①将南瓜、山药分别洗净去皮，切成小丁块，待用。②锅中注入适量清水，放入大米、荞麦、玉米碎，大火煮沸后加入切好的南瓜、山药，小火续煮至米粒熟透，南瓜、山药熟软。③关火后盛出煮好的粥，倒入碗中，放凉即可食用。

调理食谱 鱼蓉瘦肉粥

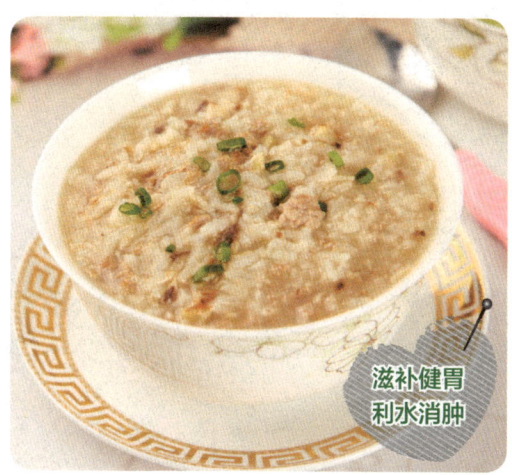

滋补健胃
利水消肿

材料： 鱼肉200克，猪肉120克，水发大米85克，核桃仁20克

做法

①蒸锅上火烧开，放入备好的鱼肉，中火蒸约15分钟，取出鱼肉待用。②将核桃仁切碎末；洗好的猪肉剁成碎末，将鱼肉压碎，去除鱼刺。③砂锅中注清水烧热，倒入猪肉、核桃仁，大火煮沸，放入鱼肉、大米，烧开后用小火煮约30分钟至食材熟透即可。

西红柿鸡蛋打卤面

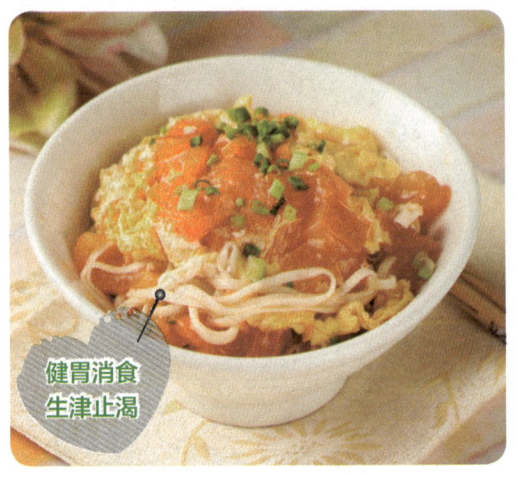

健胃消食
生津止渴

材料： 面条80克，西红柿60克，鸡蛋1个，蒜末、葱花各少许

调料： 盐、番茄酱、水淀粉、食用油各适量

做法

① 将洗好的西红柿切瓣；鸡蛋打入碗中，调成蛋液。② 锅中注水烧开，放入面条，煮熟捞出。③ 用油起锅，倒入蛋液，炒熟盛出；锅底留油烧热，倒入食材、调料，煮至熟软，倒入水淀粉勾芡，倒入装有面条的盘子。

肉末蒸鹅蛋羹

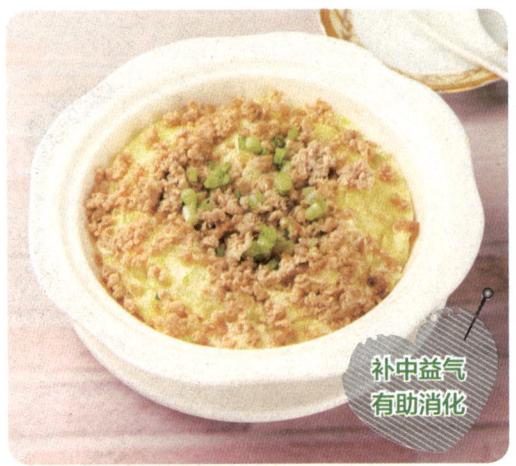

补中益气
有助消化

材料： 猪肉末120克，鹅蛋1个，高汤适量，葱花少许

调料： 盐、料酒、芝麻油、食用油各适量

做法

① 用油起锅，倒入肉末，炒至变色，加入调料炒匀待用。② 鹅蛋打入蒸碗中，加入盐芝麻油、高汤、生粉拌匀。③ 蒸锅上火烧开，放入蒸碗，中火蒸6分钟；放入肉馅，蒸4分钟至熟，取出蒸碗，淋入芝麻油、葱花。

按摩中脘穴

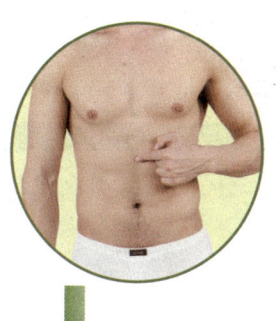

取穴： 位于上腹部，前正中线上，脐上4寸。

功效： 疏肝养胃、消食导滞、和胃健脾，可缓解胃痛。

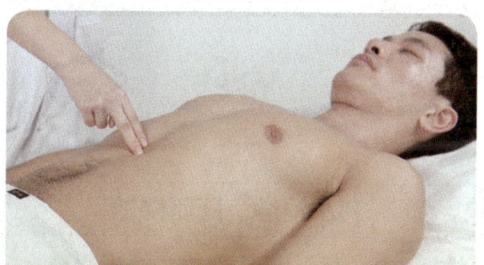

操作： 患者取仰卧位，按摩者将右手食指与中指并拢，其余三指弯曲握拳，两指指腹放于中脘穴上，以环形按揉2分钟，力度适中。可每日按摩1次。

按摩手三里穴

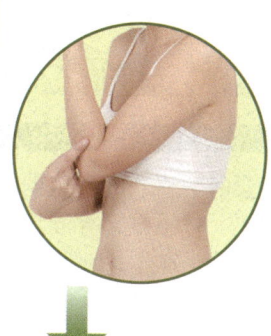

取穴： 位于前臂背面桡侧，肘横纹下2寸处。

功效： 缓解胃痛，有助消化，对饮食不定所引起的胃痛有改善作用。

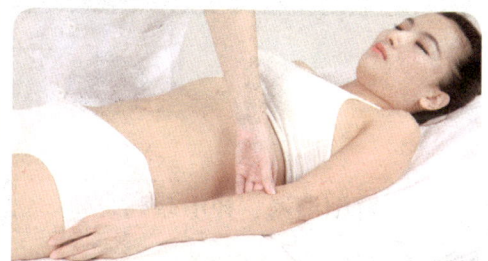

操作： 按摩者掌心朝下，将拇指、食指、中指相对成钳形，掐按手肘关节外侧手三里穴处3分钟，先左后右。可每日按摩1次。

应酬多 血糖易升高

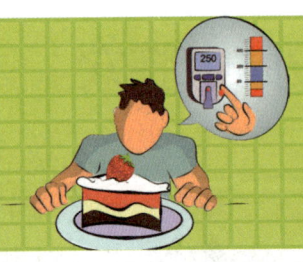

病症简介

许多上班族在劳累时,喜欢吃一些糖果、咖啡、奶茶等,这些都会引起血糖升高。若发现有多尿、容易口渴、体重减轻等症状时,就要十分注意了。对于这类"高糖"人士,应避免进食糖及含糖食物,减少进食高脂肪及高胆固醇食物,适量进食高纤维及淀粉质食物,要少食多餐,多运动,这些对降低血糖都有一定的作用。

应用指南

    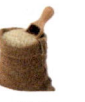

南瓜　　　粳米　　　绿豆

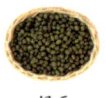 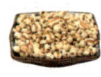

薏米　　　白果　　　糯米

降糖消渴、补中益气

材料:南瓜250克,粳米100克,绿豆50克
做法:将南瓜洗净去皮,切成小块;粳米、绿豆洗净浸泡半小时。将粳米、绿豆、南瓜块一起放入锅中,加入适量清水,煮至粥稠即可。

利水消肿、降脂降糖

材料:薏米75克,白果8枚,粳米适量
做法:往锅中加入适量清水,放入洗净的薏米、粳米及白果仁,大火煮开后,转小火煮至薏米变软,盛出装入碗中,即可食用。

苦瓜焖鲳鱼

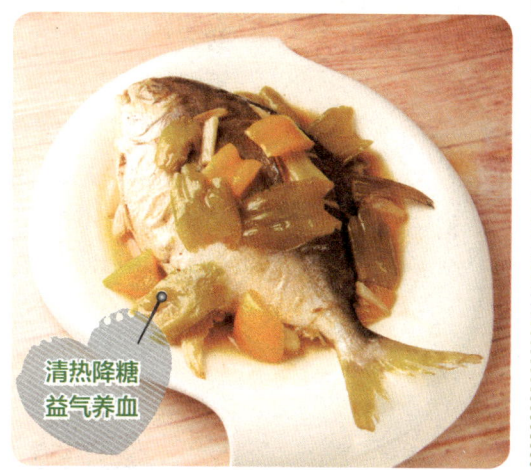

清热降糖 益气养血

材料： 鲳鱼550克，苦瓜260克，彩椒15克，姜片、葱段各少许

调料： 料酒、盐、生抽、食用油各适量

做法

① 将所有食材切好备用。② 用油起锅，放入鲳鱼，煎至两面断生，放入姜片、葱段、清水、调料、苦瓜，烧开后小火煮10分钟。③ 放入彩椒，续煮至食材入味，盛出鲳鱼，摆入盘中，盛出汤料浇在鲳鱼上即可。

西芹百合炒红腰豆

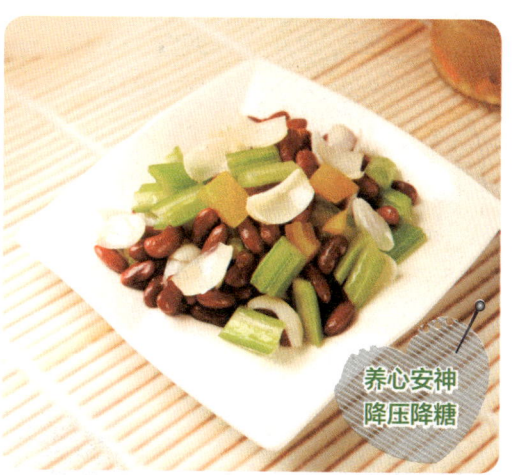

养心安神 降压降糖

材料： 水发红腰豆150克，西芹120克，鲜百合45克，彩椒10克

调料： 盐3克，鸡粉少许，白糖4克，水淀粉、食用油各适量

做法

① 将洗净的西芹、彩椒切丁。② 热锅注水烧开，放入食材、盐、食用油，煮至食材断生捞出。③ 用油起锅，倒入焯过水的食材，转小火，加入调料，炒至食材熟软入味即成。

按摩三焦俞穴

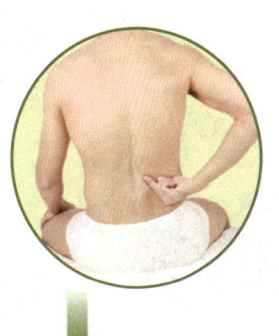

取穴： 位于腰部，第1腰椎棘突下，旁开1.5寸。

功效： 降低血糖、利水强腰，对降低血糖有帮助作用。

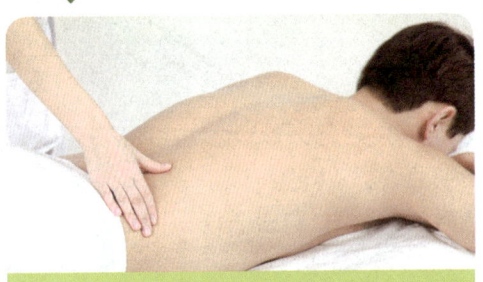

操作： 患者取俯卧位按摩者将双手拇指同时放于三焦俞上，其余四指附于患者腰部，微微用力压揉，以局部有酸、胀感为宜，可每日按摩，不拘时间。

按摩肾俞穴

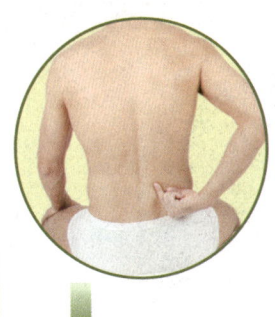

取穴： 位于腰部，第2腰椎棘突下，旁开1.5寸。

功效： 补益肝肾、填精益髓，常按有助于稳定血糖。

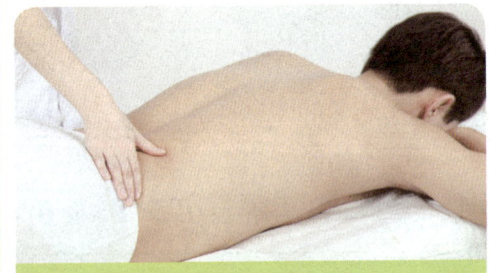

操作： 患者取俯卧位按摩者将双手拇指同时放在肾俞上，其余四指附于患者腰部，微微用力压揉，以局部有酸、胀感为宜，可以每日按摩，不拘时间。

part 3 职场疲劳的自我调养
消疲健脑,缓解职场疲劳

工作不外乎分两种,一种为脑力活,另一种为体力活。无论是脑力活或是体力活,都会让我们感到疲惫、困倦。脑力劳动者用脑过度,容易引起健忘、烦躁、失眠、心悸、神经衰弱等病症;体力劳动者消耗体能多,体力下降、筋疲力尽最常见。脑力劳动、体力劳动者如何消疲健脑,本章将提供给您一些好的调养方法。

本章介绍了9种脑、体力工作者常遇到的小毛病,如偏头痛、失眠、神经衰弱、健忘等,对于每种症状分别推荐了对症食疗偏方,患者朋友不妨一试。

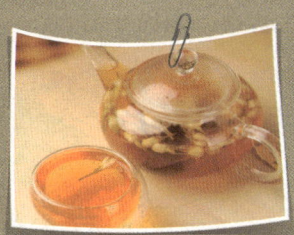
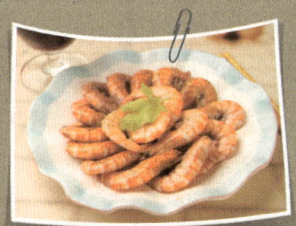
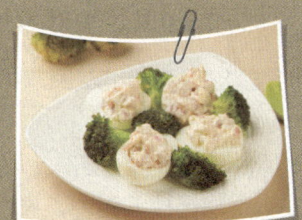

压力大引起偏头痛

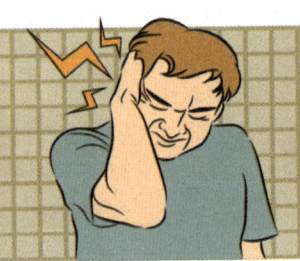

病症简介

偏头痛是一种常见的慢性神经血管性疾患,女性比男性高发,且多在青春期发病,月经期容易发作,妊娠期或绝经后发作减少或停止。很多职业女性正苦恼地面对这个问题,虽然说偏头痛不算是大病,但给患者带来的困扰和精神上的痛苦远远大于偏头痛带来的疼痛。患者应保持良好的心态,乐观向上的情绪,会有利于恢复病情。

应用指南

 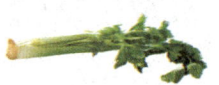   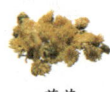 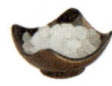

粳米　　连根芹菜　　黄豆　　粳米　　菊花　　冰糖

健脑镇静、平肝清热

材料: 粳米250克,水发黄豆50克,连根芹菜12克

做法: 将芹菜洗净后连根一起切碎;将粳米、黄豆洗净后放入锅中,加入适量的清水熬煮至食材熟透,加入切好的芹菜,再煮5分钟左右至芹菜熟软,盛出煮好的粥即成。

清热解毒、疏风平肝

材料: 粳米100克,菊花15克
调料: 冰糖适量
做法: 将粳米洗净后放入锅中,加入适量的清水熬煮至大米熟透,大米熟透后,加入备好的菊花,转中火再煮5分钟左右至食材入味,倒入适量冰糖,煮至冰糖融化,盛出煮好的菊花粥即成。

燕麦豆浆

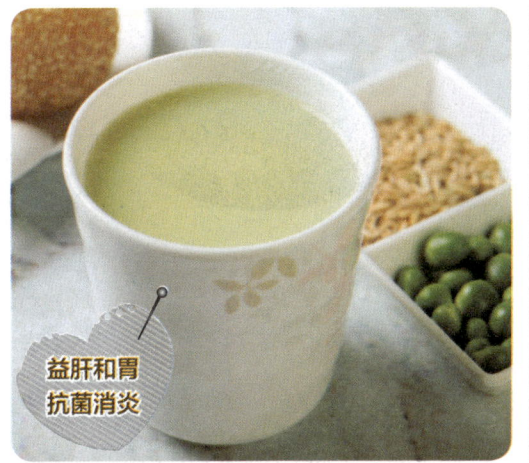

益肝和胃 抗菌消炎

材料： 水发黄豆60克，豌豆45克，水发燕麦35克

做法

① 将已浸泡4小时的燕麦倒入碗中，再放入已浸泡8小时的黄豆，加水搓洗干净，倒入滤网，沥干水分。② 倒入豆浆机中，放入洗好的豌豆，注入适量清水，至水位线即可，待豆浆机运转约20分钟，即成豆浆。③ 把豆浆倒滤网，滤取豆浆，倒入杯中即可饮用。

天麻焖鸡块

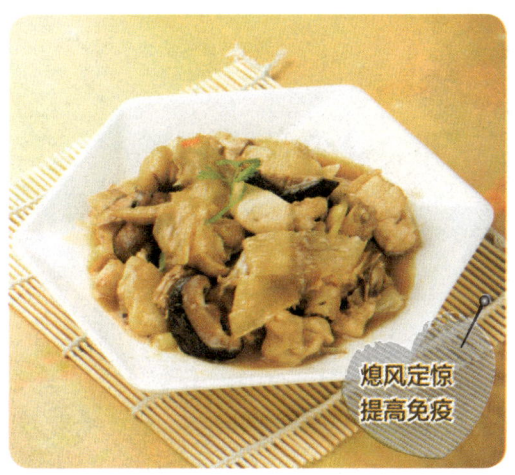

熄风定惊 提高免疫

材料： 鸡块400克，鸡汤300毫升，水发香菇70克，天麻15克，姜片、葱段各少许
调料： 盐3克，鸡粉3克，料酒16毫升，老抽2毫升，水淀粉5毫升，食用油适量

做法

① 将香菇切块；鸡块加调料腌渍入味。② 鸡块汆水捞出；用油起锅，放配料、食材、调料炒匀，加天麻、鸡汤，小火焖4分钟，煮沸，大火收汁，放入水淀粉，翻炒匀即可。

川芎红花茶

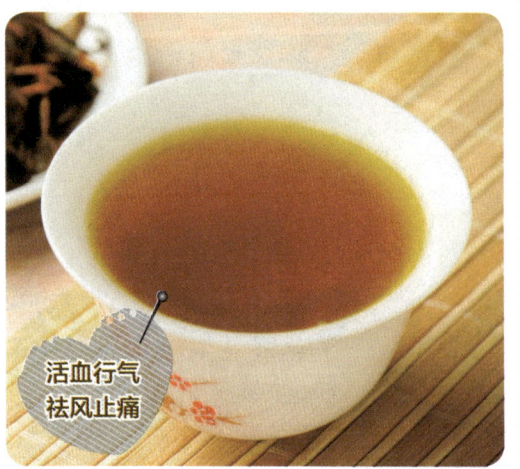

活血行气 祛风止痛

材料： 川芎10克，红花4克

做法

①砂锅中注入适量清水烧开，放入备好的川芎和红花，搅拌均匀。②盖上盖，用大火煮沸，再用小火煮约5分钟，至其析出有效成分，捞出药材。③揭开盖，用勺子搅拌片刻，关火后盛出煮好的药茶，装入杯中，趁热饮用即可。

竹叶玫瑰茶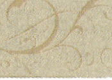

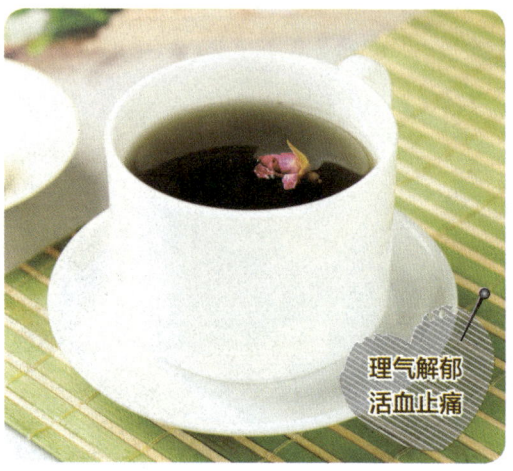

理气解郁 活血止痛

材料： 竹叶5克，玫瑰花4克

做法

①取备好的茶壶，放入竹叶、玫瑰花，注入少许开水，冲洗一遍，去除杂质，倒出壶中的热水，壶中再次注入开水，至六七分满。②盖好壶盖，浸泡约5分钟，至散出清香味。③另取一个干净的茶杯，倒入泡好的玫瑰茶，趁热饮用即可。

按摩风池穴

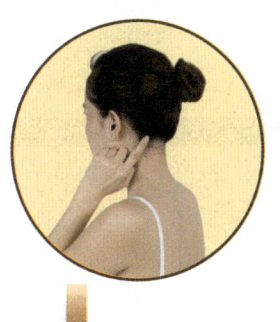

取穴： 位于后颈部，后头骨下，与耳垂齐平，胸锁乳突肌与斜方肌上端之间的凹陷处。

功效： 改善颈部僵硬不适。

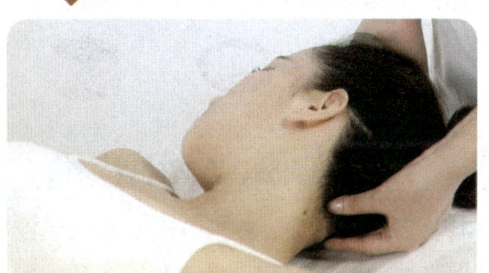

操作： 用拇指与食指、中指相对捏住风池穴，手法采用一上一下、一紧一松拿捏，以颈部感到酸胀为度，次数自定，不强求一律，左右手可以交替进行。

按摩太阳穴

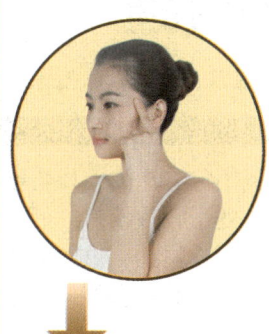

取穴： 位于颞部，眉梢与目外眦之间，向后约1横指的凹陷处。

功效： 清肝明目、通络止痛。治疗肝阳上亢型高血压致的头痛。

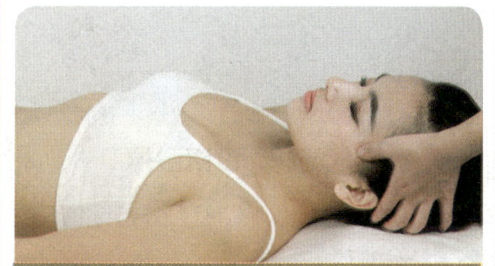

操作： 患者取仰卧位，调和气息，医者将双手掌根贴于太阳穴，患者双目自然闭合，做轻缓平和的揉动。

春季上班犯困打瞌睡

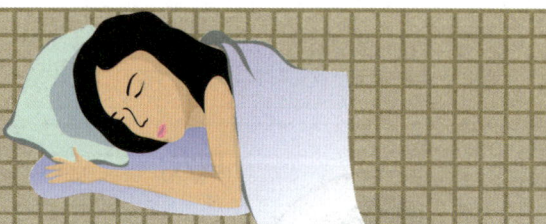

病症简介

春天人们常感到困倦、乏力，昏昏欲睡，这是因为冬天人体为了防止散失大量的热能，整个皮肤的血管处于收敛状态。而到了春天，由于天气变暖，皮肤血管和毛孔渐渐扩张，皮肤的血流量大大增加，供应皮肤的血液增加，相对来说，供应给脑部的血液就会减少。春困不可避免，尤其是司机朋友更要注意行车安全，提防春困。

应用指南

大米

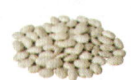
白扁豆

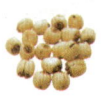
莲子

薏米

糯米

红枣

益气健脾、滋阴醒神

材料： 大米100克，白扁豆30克，莲子15克，银耳10克

做法： 将白扁豆、莲子、大米洗净，银耳用冷水发开后洗净切碎，诸料放入锅内加入适量清水，旺火煮沸，再改用小火熬煮成粥，盛出装入碗中即可食用。

益心润肺、合脾健胃

材料： 薏米500克，糯米100克，红枣50克
调料： 红糖适量

做法： 将洗净的糯米捣碎，薏米仁洗净，红枣洗净去核后一同入锅内，加入清水适量煮粥，待粥煮至浓稠时，放入适量的红糖再煮片刻盛出即可食用。

调理花茶 薄荷柠蜜茶

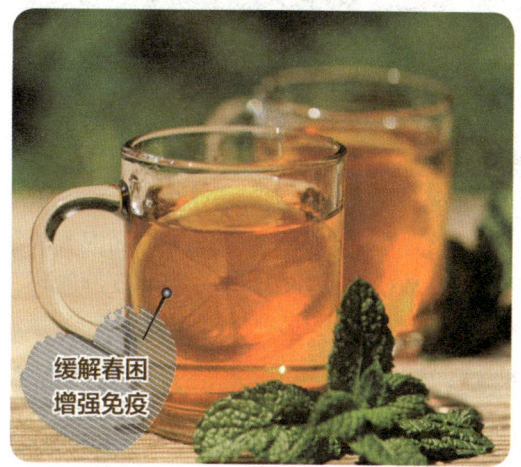

缓解春困
增强免疫

材料： 柠檬30克，蜂蜜15毫升，薄荷叶10克

做法

① 洗净的柠檬切成片；薄荷叶洗净，备用。
② 将砂锅中注入适量清水烧开，放入柠檬片，加入洗净的薄荷叶，用筷子搅拌几下，盖上盖，用小火煮5分钟。③ 揭开盖，捞去柠檬、薄荷叶，加入蜂蜜，用锅勺搅拌匀，盛入杯中即可。

调理花茶 茉莉花柠檬茶

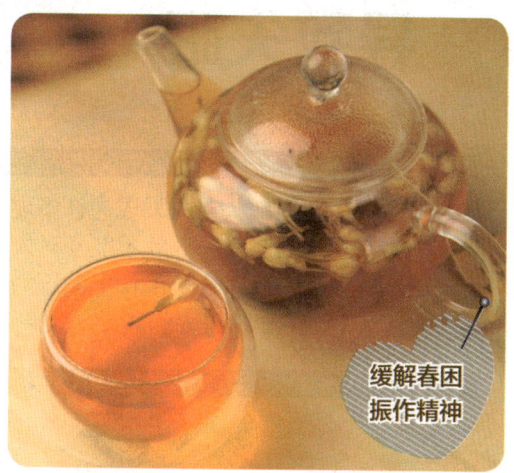

缓解春困
振作精神

材料： 柠檬60克，茉莉花7克

做法

① 将柠檬洗净，切成片，备用。② 砂锅中注入适量清水，用大火煮沸，放入柠檬片，再放入洗净的茉莉花，用筷子搅拌几下，盖上盖，用小火煮5分钟。③ 把煮好的茶水盛入茶壶中，需要饮用时倒入杯中即可。

过度疲劳导致失眠

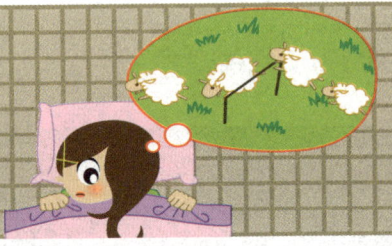

病症简介

随着生活节奏加快，失眠成为许多现代都市人的共性病。因为工作压力的上升，白天焦虑，夜晚烦闷，极易导致不能及时入睡，从而造成失眠。对于家庭事业压力很大的人来说，不要回家后还背负工作上的压力，应当学会放松自己，塑造一个温馨安静的环境。在饮食上，不要吃得太油腻，辛辣刺激的食物也要少碰，多吃一些助眠的食物。

应用指南

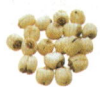 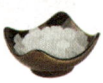

莲子　　　人参须　　　冰糖

养心安神、益肾补气

材料： 莲子20克，人参须15克

调料： 冰糖1大匙

做法： 将洗净的人参须、莲子一同放入小锅中，加入适量的清水烧开，改小火煮20分钟至食材熟透，加入适量的冰糖，小火续煮至冰糖全部融化，关火后盛出，装入碗中即可食用。

 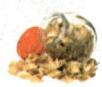

粳米　　　干百合　　　红枣

养心安神、润肺止咳

材料： 粳米60克，干百合30克（新鲜60克），红枣10枚

调料： 冰糖适量

做法： 将百合洗净，粳米洗净浸泡半小时，红枣洗净去核，切成两半。锅中注入适量清水，放入粳米、百合、红枣一同煮粥，待粥熟时，加入冰糖，续煮至冰糖溶化即可。

枣仁蜂蜜小米粥

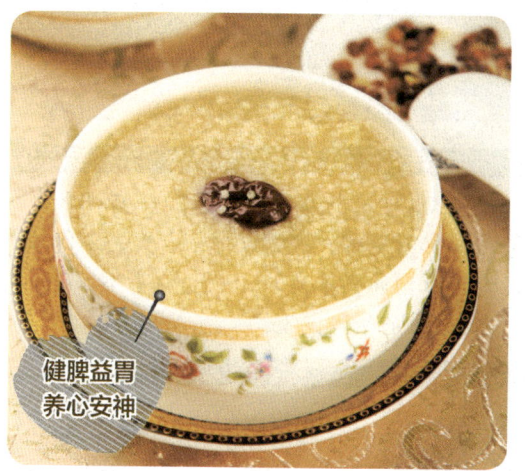

健脾益胃
养心安神

材料：水发小米75克，红枣20克，酸枣仁适量
调料：蜂蜜10克
做法
① 砂锅置于火上烧热，倒入洗好的酸枣仁，注入适量清水，用中火煮20分钟。② 揭盖，捞出酸枣仁，倒入洗净的小米、红枣，盖上盖，烧开后用小火煮40分钟。③ 揭盖，倒入蜂蜜，搅拌匀，盛出煮好的粥即可。

桂圆桑葚奶

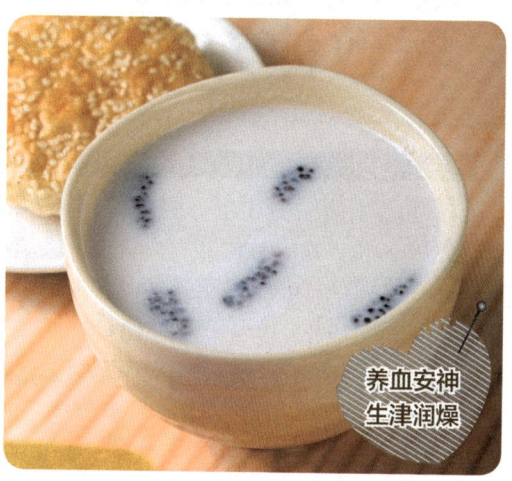

养血安神
生津润燥

材料：牛奶100毫升，桑葚30克，桂圆15克
做法
① 锅中注入约800毫升清水烧开，倒入洗净的桑葚、备好的桂圆，盖上锅盖，转小火煮约15分钟至汤呈淡紫色。② 加入备好的牛奶，用锅勺轻轻拌匀，并煮至汤汁沸腾。③ 关火后，将煮好的甜汤盛出，装入碗中，待其稍凉时即可食用。

经常加班熬夜导致体力差

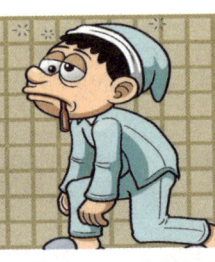

病症简介

随着生活压力和工作强度的增大，很多上班族常加班熬夜，没有时间让身体各器官好好休息，造成身体器官功能受损，尤其是肾最容易受损，长此以往，会失去工作热情，心情烦躁，进而影响其他身体功能。上班族若感到体力不支时，一定要注意，这是身体发出的信号，务必好好地休息，饮食方面也要进行适当地调整。

应用指南

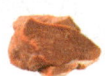 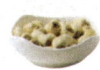 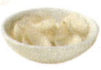 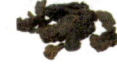 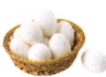 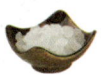

猪瘦肉　　莲子　　百合　　　生地　　鸭蛋　　冰糖

清心润肺、益气安神

材料： 猪瘦肉100克，莲子（去心）20克，百合20克

调料： 盐适量

做法： 将猪瘦肉洗净切片；百合洗净；莲子洗净；锅中加水，放入洗净的莲子、备好的百合、切好的猪瘦肉，大火煮开后转小火续煮，待肉熟烂后用盐调味即可。每日1次。

清热凉血、益阴生津

材料： 生地20克，鸭蛋1~2个

调料： 冰糖适量

做法： 将鸭蛋煮熟后去壳；锅中注入适量清水，放入生地，大火烧开后，转小火续煮使药材药性析出，捞出生地；剥壳的鸭蛋放入生地汁中炖20分钟，加入冰糖适量调味，食蛋饮汁。每日1次或每周2~3次。

灵芝炖牛肉

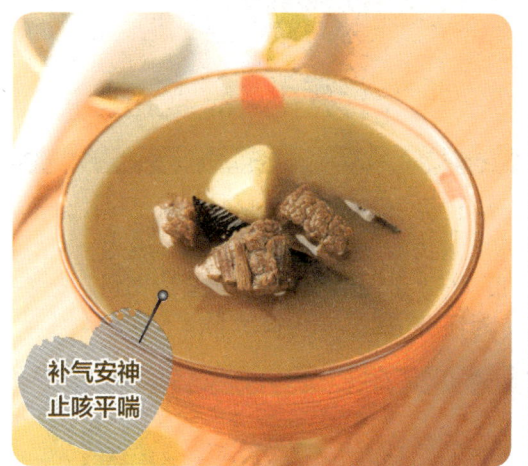

补气安神 止咳平喘

材料: 牛肉200克,土豆50克,灵芝片10克,姜片适量

调料: 盐2克,鸡粉2克,料酒16毫升

做法
① 将牛肉、土豆洗净切块。② 将牛肉块氽水捞出。③ 锅中倒水烧开,倒入牛肉块、土豆块、姜片、灵芝片,搅拌均匀,淋入料酒,煮至沸,用小火炖90分钟,至食材熟透;加入盐、鸡粉,搅拌均匀,至食材入味即可。

黄芪红枣鳝鱼汤

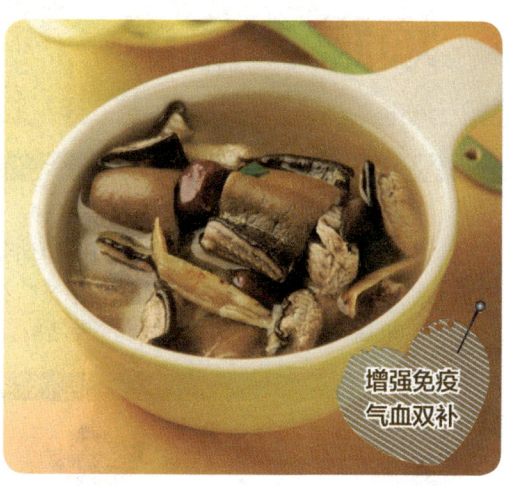

增强免疫 气血双补

材料: 鳝鱼肉350克,鳝鱼骨100克,黄芪、红枣、姜片、蒜苗各少许

调料: 盐2克,鸡粉2克,料酒4毫升

做法
① 将蒜苗切粒;鳝鱼肉切段;鳝鱼骨切段。② 鳝鱼骨、鳝鱼肉氽水捞出。③ 锅中注水烧热,倒入红枣、黄芪、姜片煮沸;倒入鳝鱼骨,烧开后小火煮约30分钟;放鳝鱼肉,加调料,小火煮至入味,撒蒜苗,拌匀即可。

压力大引起烦躁、焦虑

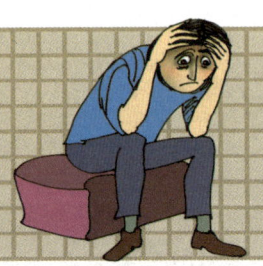

病症简介

人都有七情六欲,对于上班族来说,当工作不顺、任务不能按时完成时,往往会感到烦躁、焦虑。焦虑是一种常见的负面情绪,多表现为心烦意乱、坐卧不安,或为一点小事而提心吊胆、紧张恐惧。应适当补充些维生素,有助于调节情绪,可选全麦面包、麦片粥、玉米饼等;或多出去走走,呼吸新鲜空气,对缓解烦躁、焦虑也是非常不错的。

应用指南

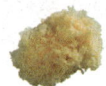 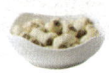 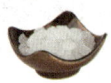

银耳　　　莲子　　　冰糖

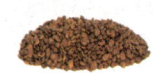 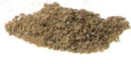

酸枣仁　　　小麦　　　粳米

安神宁心、滋阴除烦

材料: 水发银耳100克、莲子15克
调料: 冰糖适量
做法: 用温水浸泡莲子至发软;洗净银耳,将其择成小朵;将洗净的莲子和备好的银耳放入砂锅中,加入适量清水煮20~35分钟,酌加适量冰糖调味即可。

养心安神、养肝敛汗

材料: 粳米100克,酸枣仁30克,小麦30克,大枣6枚
做法: 将酸枣仁、小麦、大枣分别洗净,加入清水煮至沸腾,取汁去渣,加入洗净的粳米一同煮成粥。每日2~3次,温热食。

调理食谱 紫薯桂圆小米粥

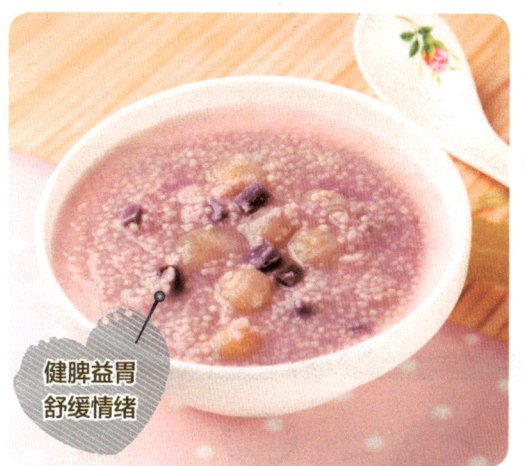

健脾益胃
舒缓情绪

材料： 紫薯200克，水发小米150克，桂圆肉30克

做法

① 将洗好去皮的紫薯切成丁，备用。② 砂锅中注入适量清水烧开，倒入洗净的小米，搅拌均匀，加入洗好的桂圆肉，拌匀，用小火煮约30分钟。③ 放入切好的紫薯，拌匀，用小火续煮20分钟至食材熟透，轻轻搅拌片刻盛出即可。

调理食谱 豌豆炒口蘑

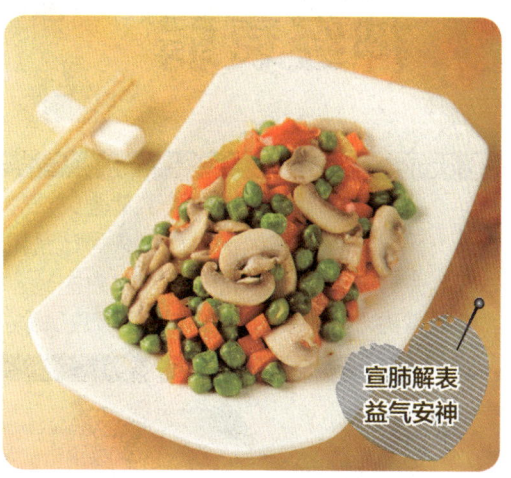

宣肺解表
益气安神

材料： 豌豆120克，口蘑65克，胡萝卜65克，彩椒25克

调料： 盐、鸡粉、水淀粉、食用油各适量

做法

① 将去皮胡萝卜、彩椒洗净切丁；口蘑洗净切薄片。② 锅中注水烧开，倒入口蘑、豌豆、胡萝卜，中火煮约2分钟，倒入彩椒，煮至断生。③ 用油起锅，倒入焯过水的材料，炒匀，加入盐、鸡粉、水淀粉，炒匀即可。

疲劳引起神经衰弱

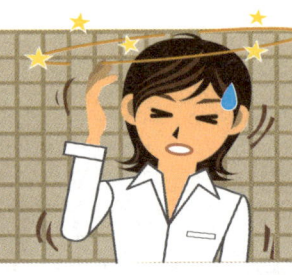

病症简介

有些人经受不住工作繁忙紧张，或失业、失恋、欺辱等不良刺激，出现食欲下降、乏力头晕、失眠等症状。目前认为这是由于某些长期存在的精神因素引起脑功能活动过度紧张，从而产生了精神活动能力的减弱。特点是易于兴奋和疲劳，常伴躯体不适感和睡眠障碍。患者要合理安排作息制度，坚持锻炼身体；多食些安神、舒缓情绪的食材。

应用指南

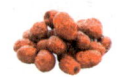 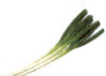 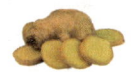

大枣　　带须葱白　　生姜

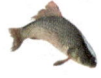 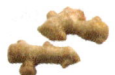

鲫鱼　　糯米　　生姜

养血安神、增强记忆

材料： 大枣20枚，带须葱白两根，生姜片适量

做法： 将大枣洗净，带须葱白洗净切段；将红枣、生姜片放入锅中，加水适量，先用武火烧开，再改用文火炖约20分钟，加入葱白后继续炖10分钟即成，食枣饮汤。此为一日量，分两次服食。

和胃健脾、补虚扶正

材料： 鲫鱼1条，糯米60克，生姜少许
调料： 细盐少许
做法： 将处理好的鲫鱼、洗净的糯米下锅，加入适量清水后用大火煮开，用小火慢煮，熬成稠汤粥，加入少许生姜末和少许细盐调味，关火后，盛出装入碗中，温食，隔天吃一次。

调理食谱 口蘑蒸牛肉

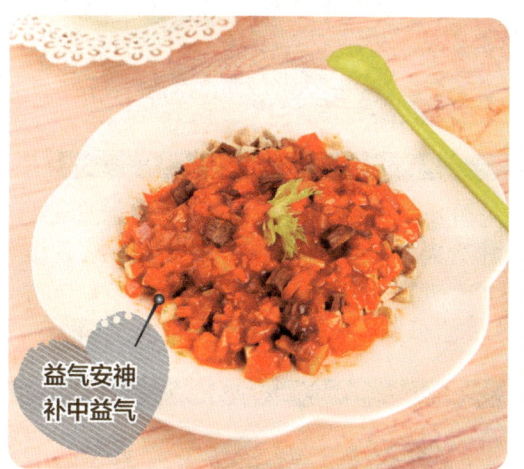

益气安神
补中益气

材料： 卤牛肉125克，口蘑55克，苹果40克，胡萝卜30克，西红柿25克，洋葱15克

调料： 番茄酱10克，食用油适量

做法

① 将口蘑、卤牛肉、西红柿、胡萝卜、洋葱、苹果洗净切丁。② 用油起锅，倒入洋葱、西红柿、胡萝卜、苹果炒匀，放番茄酱炒匀；注水煮沸，即成酱料。③ 蒸盘中放入口蘑、牛肉铺好，放蒸锅中蒸熟，浇上酱料即可。

调理食谱 芡实莲子煲猪心

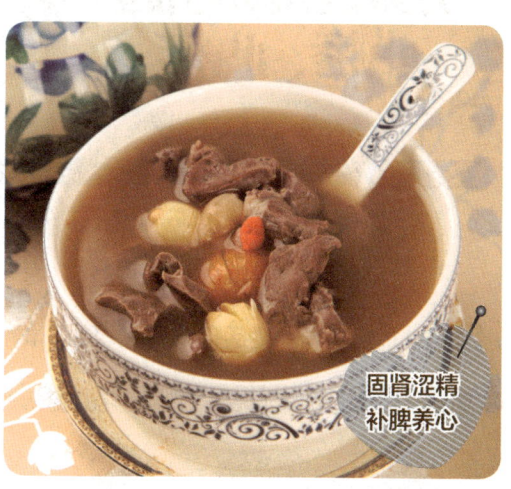

固肾涩精
补脾养心

材料： 猪心270克，水发芡实60克，水发莲子50克，蜜枣、枸杞、姜片各少许

调料： 盐、鸡粉各2克，料酒适量

做法

① 将猪心洗净切开，去除油脂，切块。② 猪心汆水捞出。③ 砂锅中注水烧热，放入莲子、芡实、姜片、蜜枣，调至中火，煮10分钟；倒入猪心拌匀，煮至食材熟透；倒入枸杞拌匀，加入盐、鸡粉，拌至食材入味即可。

劳累过度易引起心悸、心慌

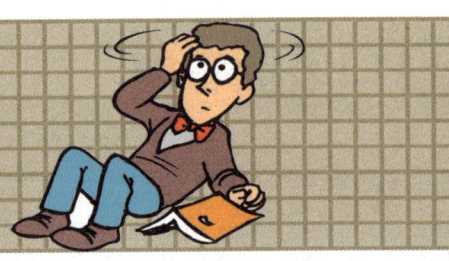

病症简介

心悸指心跳异常、自觉心慌不安的病症，心悸感觉常突发、突止，每因情志波动或劳累过度而发作。有些人由于工作时间较长，压力大，多少会有点心悸的现象，表现出精神紧张、心慌不安，可伴有头晕、胸闷、心烦、颤抖乏力等。应保持精神乐观，坚持治疗、坚定信心。生活作息要有规律、饮食有节；宜低脂、低盐饮食，忌烟酒、浓茶。

应用指南

 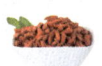   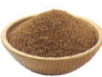 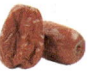

鸡蛋　　枸杞　　红枣　　　　丹参　　红糖　　红枣

祛热补虚、镇心安神

材料： 鸡蛋2个，枸杞15克，红枣10枚

做法： 先将洗净的红枣、枸杞放入锅中，倒入适量的清水，大火烧开，改小火续煮约30分钟，再将鸡蛋打破倒入锅中，共煮至熟。每日服用2次。

活血养血、健脾安神

材料： 丹参60克，红枣适量

调料： 红糖60克

做法： 锅中注入适量清水，放入备好的丹参、红枣和适量的红糖，拌匀，用文火煮沸1小时，关火后盛出，滤取药液，倒入碗中即可。晚上睡前30分钟1次服完。

调理食谱 枸杞猪心汤

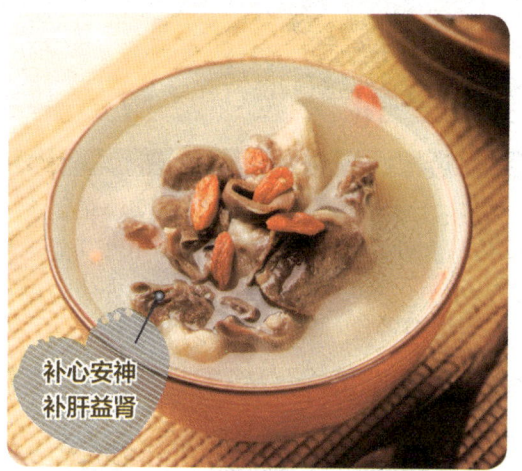

补心安神
补肝益肾

材料： 猪心250克，枸杞10克，姜片20克
调料： 盐2克，鸡粉2克，料酒20毫升，胡椒粉适量

做法

① 将处理好的猪心切片；猪心氽水捞出。
② 砂锅中注水烧开，放入洗净的枸杞，撒入姜片，放入猪心，淋入少许料酒，烧开后用小火煮40分钟，至食材熟透。③ 放入盐、鸡粉、胡椒粉，搅拌片刻，至食材入味即可。

调理食谱 小麦灵芝甜粥

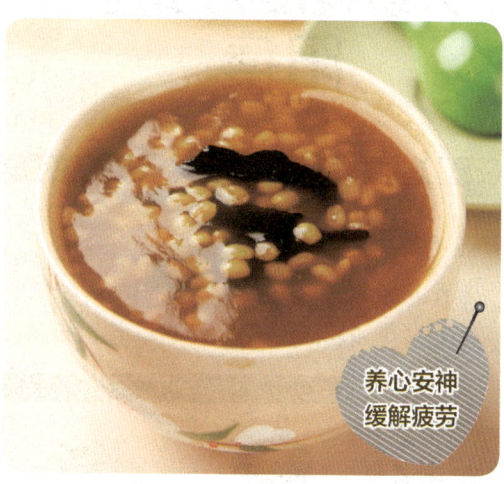

养心安神
缓解疲劳

材料： 水发小麦120克，灵芝少许
调料： 黄糖10克

做法

① 砂锅中注入适量清水烧热，倒入备好的灵芝，搅拌均匀，烧开后用中火煮约20分钟。
② 倒入洗好的小麦，用小火续煮约90分钟至食材熟透。③ 倒入适量的黄糖，拌匀，煮至溶化，关火后盛出煮好的粥即可。

劳累过度易引起阳痿

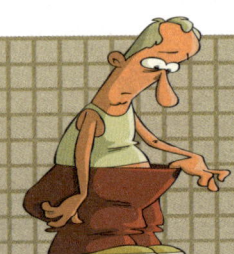

病症简介

许多男性因应酬多，压力大、劳累过度，导致过早衰老，出现了体能下降、记忆力减退、注意力不集中、烦躁不安、抑郁潮热、阵汗和性功能减退等情况，其中性功能减退中最常见的就是阳痿，指阴茎持续不能达到和维持足够的勃起以获得满意的性生活，多是肾虚引起。应注意不要太过劳累；宜多食些具有益肾壮阳的食品。

应用指南

 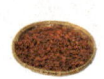 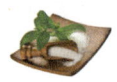 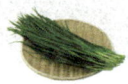 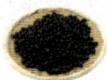

粳米　　　枸杞　　　白糖　　　　　韭菜　　　黑豆　　　核桃仁

滋补肝肾、益精明目

材料： 粳米50克，枸杞15~20克
调料： 白糖适量
做法： 将洗净的枸杞、粳米、适量的白糖一同放入砂锅内，加入适量清水，用文火烧至沸腾，待米开花时，停火焖5分钟即成。每日早晚温服，可长期服用。

补肾助阳、强腰益气

材料： 韭菜500克，水发黑豆100克，核桃仁50克
调料： 芝麻油、盐、鸡粉各适量
做法： 将洗净的胡桃仁备用；锅中倒入芝麻油，放入胡桃仁，小火炸黄；洗净的韭菜切成段与胡桃仁和洗净的黑豆同炒，炒至熟透后调味即成。

红酒茄汁虾

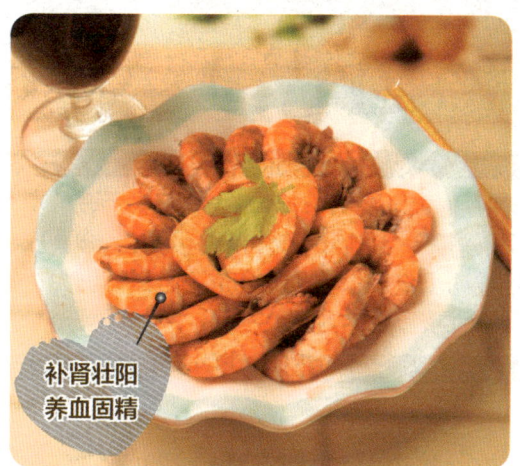

补肾壮阳
养血固精

材料： 基围虾450克，红酒200毫升，蒜末、姜片、葱段各少许

调料： 盐、白糖、番茄酱、食用油各适量

做法

①将基围虾洗净剪去头尾及虾脚。②用油起锅，倒入蒜末、姜片、葱段，爆香；倒入基围虾，炒匀，加番茄酱，炒匀；倒入红酒，炒至虾身弯曲；加入白糖、盐拌匀，烧开后小火煮至入味。③中火炒至汤汁收浓即成。

参蓉猪肚羊肉汤

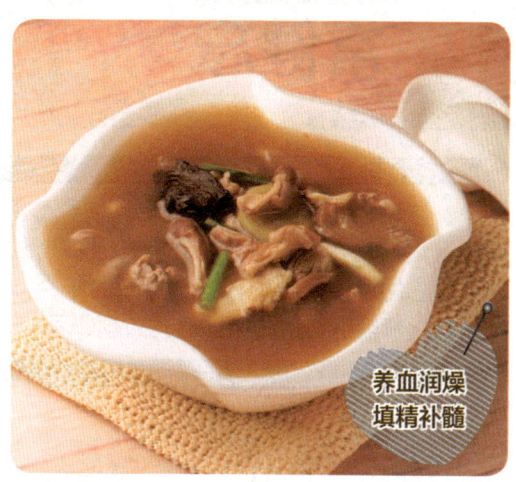

养血润燥
填精补髓

材料： 羊肉200克，猪肚180克，当归15克，肉苁蓉15克，姜片、葱段各适量

调料： 盐2克，鸡粉2克

做法

①将处理干净的猪肚切块；羊肉洗净切块。②将羊肉、猪肚分别汆水捞出。③锅中注水烧开，倒入当归、肉苁蓉、姜片、羊肉、猪肚、料酒，烧开后小火炖1小时至食材熟透；放盐、鸡粉，搅拌入味，放葱段即可。

用脑过度常健忘

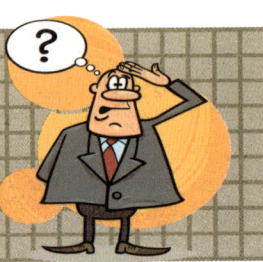

病症简介

"没记性",一提到这个词许多人会第一时间想到老年人,老年人年纪大了,脑功能退化,就会变得越来越健忘,很多东西都记不清楚。其实不止老年人,年轻人亦会出现健忘的现象。特别在这个忙碌的年代,一堆堆的工作压得上班族们透不过气,脑力、体力超额输出,这时往往会让人烦躁不安,思维紊乱,从而导致健忘。

应用指南

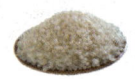 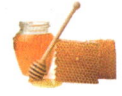 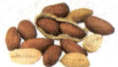 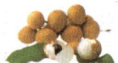

大米　　　牛奶　　　蜂蜜　　　带膜花生　　桂圆　　　红枣

增强记忆、抗老化

材料: 大米、花生100克,牛奶200毫升

调料: 白糖少许,蜂蜜适量

做法: 将大米淘洗干净浸泡30分钟;花生洗净,用清水浸泡2小时;锅中倒入适量水,放入大米及花生,大火煮滚后改小火熬煮成粥,加入白糖和牛奶煮匀,待稍凉后加蜂蜜调味即可。

补血养气、增强记忆

材料: 带膜花生300克,桂圆肉100克,红枣20颗

调料: 砂糖80克

做法: 将花生洗净,入水2小时后沥干,和红枣一起放入锅中,加5碗水以大火煮开,转小火慢炖40分钟。桂圆肉剥散,加入锅中续煮5分钟,加糖调味即成。

核桃花生豆浆

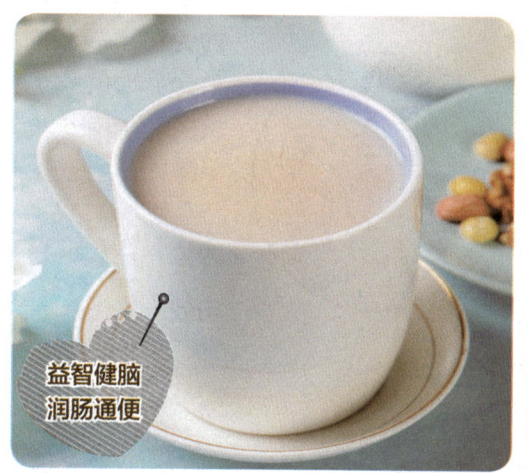

益智健脑
润肠通便

材料： 水发黄豆120克，核桃80克，水发花生75克
调料： 白糖20克
做法

① 取榨汁机，倒入泡发洗净的黄豆，加入矿泉水，榨取黄豆汁，滤入碗中。② 把洗好的花生、核桃装搅拌机中，加入矿泉水，榨成汁，待用。③ 将榨好的汁倒入砂锅中，煮至沸，放入白糖，拌匀，煮至白糖溶化即可。

金枪鱼鸡蛋杯

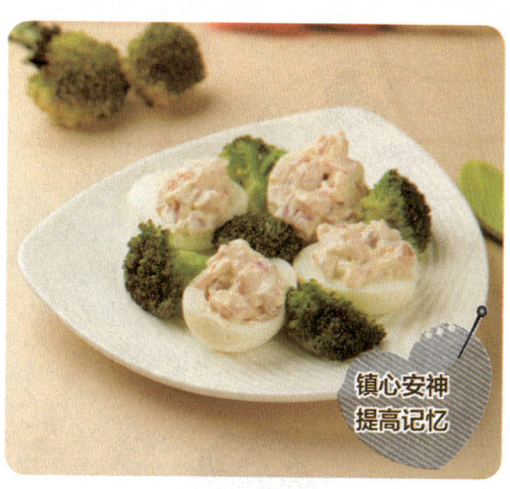

镇心安神
提高记忆

材料： 西蓝花120克，金枪鱼肉60克，洋葱20克，彩椒10克，熟鸡蛋2个
调料： 沙拉酱30克，黑胡椒、食用油各适量
做法

① 将熟鸡蛋对半切开，挖去蛋黄，留蛋白；彩椒、洋葱、金枪鱼肉洗净切丁。② 将西蓝花焯水捞出。③ 将金枪鱼装碗中，放洋葱、彩椒、沙拉酱、黑胡椒粉，制成沙拉；西蓝花摆盘中，放上蛋白，将沙拉放在蛋白中即可。

特效穴位 按摩百会穴

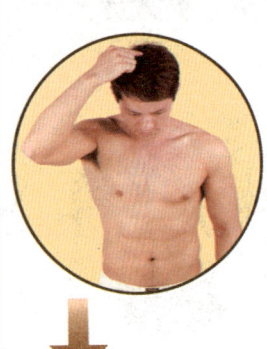

取穴： 在头顶由发际直推头顶正中线与两耳尖连线的交点处。

功效： 清心健脑、行气活血，对用脑过度引起的健忘有作用。

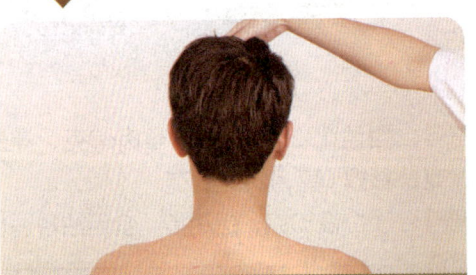

操作： 按摩者以拇指指腹长按患者百会穴，然后以拇指指腹从前顶经百会穴推到后顶，再从一侧经过百会穴到对侧进行推法，反复操作数次。

特效穴位 按摩神门穴

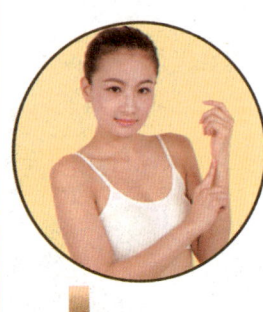

取穴： 握空拳，稍弯曲手腕，手腕横纹与小指侧手腕关节处硬筋交会处即是，左右各一。

功效： 补益心气、养心安神。

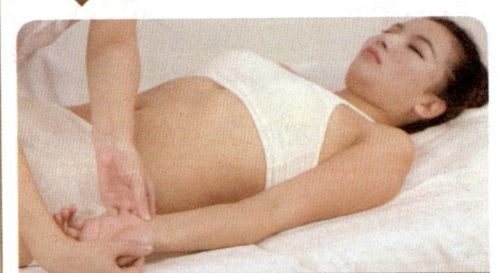

操作： 按摩者以拇指指腹放于患者的神门上，然后其余四指指腹全部附于腕关节处，反复揉按3分钟。

part 4
特殊职业常见疲劳的自我调养

在日常工作中,长期从事某一项工作,就难免会遇到一些疾病,例如经常接触粉尘导致的哮喘,夏天经常在户外工作导致的中暑,说话过多导致的嗓子嘶哑疼痛,过度用嗓子导致的咽喉炎,抽烟过多导致的慢性支气管炎,打电话太多导致的耳鸣、头痛,站立太久导致的静脉曲张,经常化妆导致的接触性皮炎等,对于这一系列的疾病,我们该如何应对呢?

本章介绍了9种特殊职业常见病,针对每种疾病,简单介绍了它们的病因和预防措施,分别推荐了两种应用指南供患者选择,希望患者朋友能从中受益。

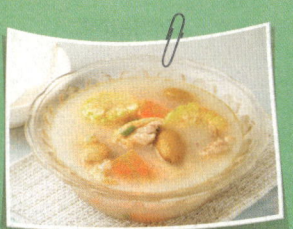
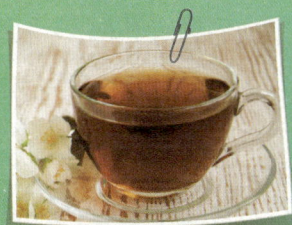
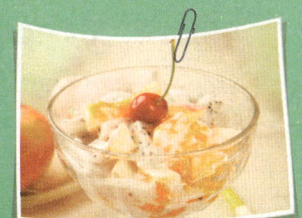

小心职业性哮喘

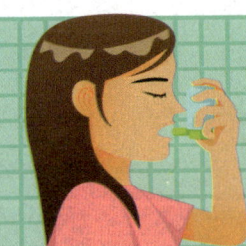

病症简介

职业性哮喘是指由于接触职业环境中的致喘物质，如职业性粉尘、蒸汽、气体、烟雾等而引发的哮喘。常见的致喘因子包括化学物质，其次是面粉、谷物粉尘、松香和动物排泄物。从事该类职业者，工作时注意佩戴好个人防护用品，如口罩；多到户外活动，多喝开水，加速体内新陈代谢，平时多吃些排毒食物，如银耳、木耳等。

应用指南

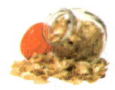 百合　　 枸杞　　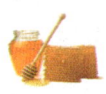 蜂蜜

养阴润肠，清心安神

材料： 百合500克，枸杞120克
调料： 蜂蜜少许
做法： 将百合用清水清洗干净；枸杞用清水清洗干净。将洗净的百合和枸杞一同放入碗中，将百合和枸杞共同研末成细粉末，炼白蜜为丸，如梧桐子大，每次服9克，用开水送下。

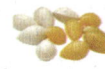 白果　　 生粉　　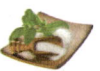 白糖

敛肺定喘，滋阴润肺

材料： 白果150克
调料： 生粉25克，白糖、食用碱各适量
做法： 将白果去外壳，放锅里加水、食用碱，煮沸后，白果去皮挖心；将白果放碗内加水上笼蒸熟取出。将白果、白糖放入锅内，加水小火烧开，用生粉勾芡即可食用。

调理食谱 蚝油丝瓜

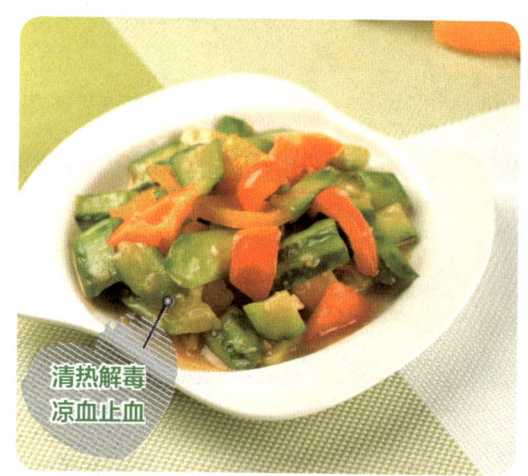

清热解毒
凉血止血

材料： 丝瓜200克，彩椒50克，姜片、蒜末、葱段各少许

调料： 盐2克，鸡粉2克，蚝油6克，水淀粉、食用油各适量

做法

① 将丝瓜去皮、彩椒洗净切块。② 热锅注油，放入姜片、蒜末、葱段，爆香；倒入彩椒、丝瓜炒匀，加水炒熟。③ 加入盐、鸡粉、蚝油、水淀粉炒匀即可。

调理食谱 杏仁豆浆

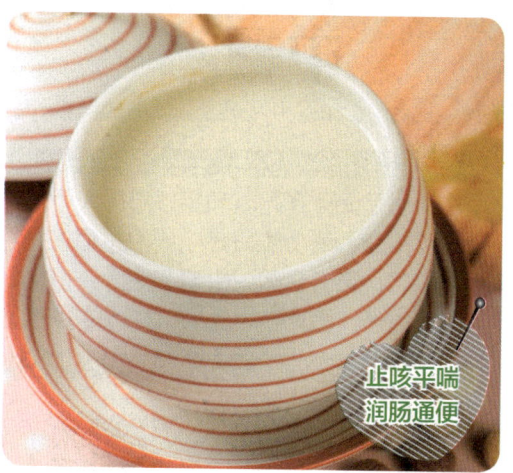

止咳平喘
润肠通便

材料： 水发黄豆50克，杏仁10克

做法

① 将已浸泡8小时的黄豆倒入碗中，注入适量清水，用手搓洗干净，倒入滤网，沥干水分。② 将备好的黄豆、杏仁倒入豆浆机中，注入适量清水，至水位线即可，待豆浆机运转约15分钟，即成豆浆。③ 把煮好的豆浆倒入滤网，滤取豆浆，将滤好的豆浆倒入碗中即可。

户外工作易中暑

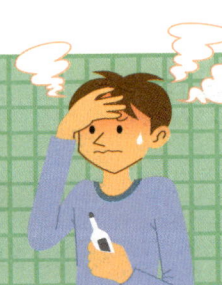

病症简介

中暑是人体在高温和热辐射的长时间作用下机体体温调节出现障碍，水、电解质代谢紊乱及神经系统功能损害症状的总称，是热平衡功能紊乱而发生的一种急症。在酷热的户外易中暑，患者会感到头痛、头晕、口渴，之后体温迅速升高、脉搏加快、面部发红，甚至造成昏迷。在炎热的夏天，尽可能地避免阳光的直射，并且补充足够的水分。

应用指南

 粳米　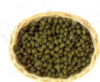 绿豆　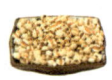 薏米

清热解毒、除烦祛暑

材料： 粳米100克，绿豆30克，薏米30克

做法： 将淘净后的用温水浸泡2小时的绿豆和薏米与洗净的粳米一起放入砂锅，加入适量的清水，搅拌均匀，大火烧开煮至所有食材熟透，关火后盛出装入碗中即成。每日吃2～3次，亦可作饮料服用。

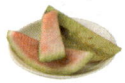 西瓜皮　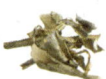 冬瓜皮　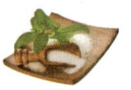 白糖

清热祛暑，利水利尿

材料： 鲜西瓜皮、冬瓜皮、丝瓜皮各50克

调料： 白糖适量

做法： 将西瓜皮、冬瓜皮、丝瓜皮洗净切成丝，放入碗中备用。将备好的食材放入砂锅中，加入适量清水，搅拌均匀，大火烧开，改用小火煎15分钟，取汁加适量的白糖，拌至白糖融化即可。温服当茶。

调理食谱 绿豆沙

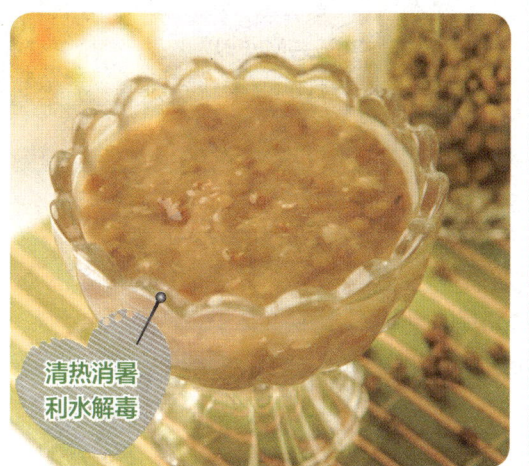

清热消暑 利水解毒

材料： 水发绿豆70克
调料： 白砂糖适量
做法

①砂锅中注入适量清水，用大火烧开，放入水发好的绿豆，搅拌匀。②盖上盖，烧开后用小火炖煮30分钟，至绿豆烂熟；放入适量白砂糖，用锅勺拌匀调味。③把煮好的绿豆沙盛出，装入碗中即可。

调理食谱 白萝卜海带汤

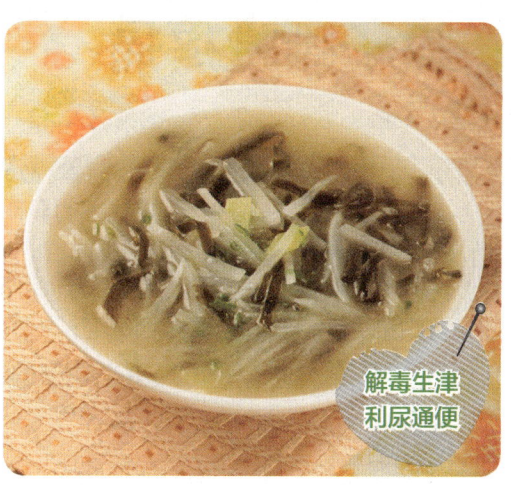

解毒生津 利尿通便

材料： 白萝卜200克，海带180克，姜片、葱花各少许
调料： 盐2克，鸡粉2克，食用油适量
做法

①将洗净去皮的白萝卜切成丝；洗好的海带切成丝。②用油起锅，放姜片爆香；倒白萝卜丝炒匀；注水，烧开后煮3分钟至熟。③倒入海带，拌匀，煮沸；放入适量盐、鸡粉，用勺搅匀，煮沸，放上葱花即可。

说话多导致嗓子嘶哑疼痛

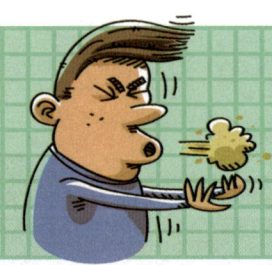

病症简介

嗓子嘶哑疼痛时一般全身症状不明显,轻者仅有声嘶,声音粗涩、低沉、沙哑,后可逐渐加重,甚至可完全失音,喉部疼痛和全身不适,个别患者可有发热、畏寒等症状,其他症状为咳嗽、多痰、咽喉部干燥,严重者也可出现吸气性呼吸困难。应多吃些清热的蔬菜和水果,如白菜、萝卜、马蹄、梨、西瓜等;平时保持充足的睡眠时间,防止大喊大叫。

应用指南

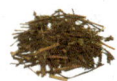 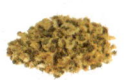 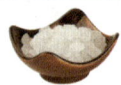 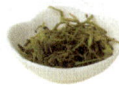 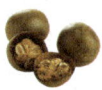

薄荷　　　菊花　　　冰糖　　　金银花　　　蜂蜜　　　罗汉果

滋阴清热,润肺止咳

材料: 薄荷、菊花各6克
调料: 冰糖适量
做法: 将洗净的薄荷和菊花,放入碗中备用。锅中注入适量清水,倒入备好的薄荷和菊花,搅拌均匀,大火烧开,续煮片刻,加入冰糖,煮至溶化,关火后盛出煮好的汤汁,待稍凉时即可饮用。每日一次。

清热润肺,清热解毒

材料: 金银花、罗汉果各适量
调料: 蜂蜜少许
做法: 取适量的金银花洗净,备用。锅中注入适量清水,倒入洗好的金银花和罗汉果搅拌均匀,大火烧开,小火续煮片刻,盛出煮好的汤汁放入碗中,待其稍凉后加上少许蜂蜜搅拌均匀即可。

燕窝贝母梨

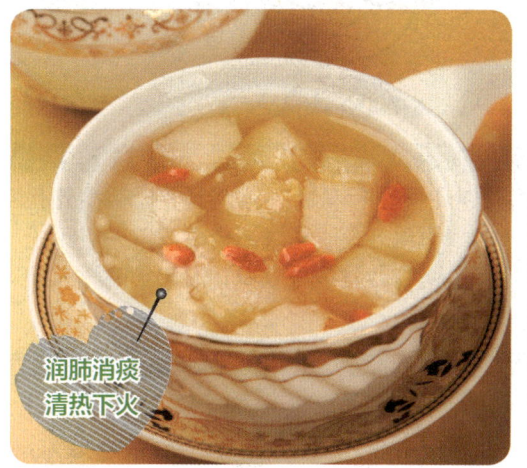

润肺消痰
清热下火

材料： 雪梨300克，水发燕窝30克，川贝母、枸杞、各适量
调料： 冰糖少许
做法
①将洗净的雪梨切开，取一半，切小块，去核，再切成小块。②碗中倒入雪梨块、枸杞、川贝母，放入冰糖、燕窝、水，待用。③蒸锅上火烧开，放入蒸碗，用中火蒸约20分钟至食材熟透取出，趁热食用即可。

胖大海炖雪梨

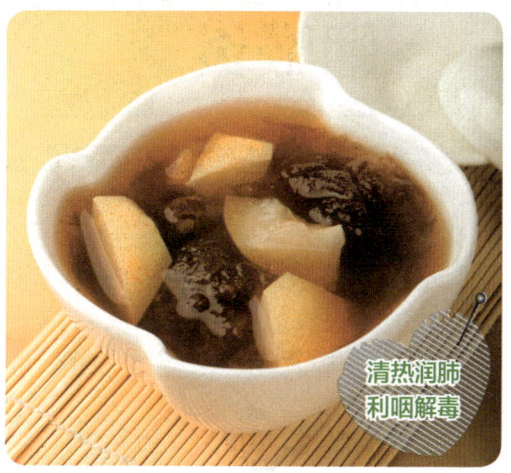

清热润肺
利咽解毒

材料： 胖大海20克，雪梨185克
调料： 冰糖25克
做法
①将洗好的雪梨切瓣，去核，切丁。②砂锅注入适量清水烧开，倒入胖大海，烧开后小火炖10分钟；倒入雪梨，小火再炖10分钟。③加入冰糖，搅拌至冰糖完全融化，盛出炖好的甜汤装入碗中即可。

过度用嗓易导致咽喉炎

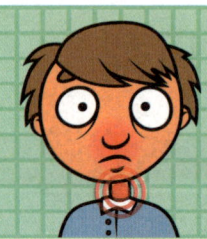

病症简介

咽喉炎是由细菌引起的一种疾病,可分为急性和慢性咽喉炎。急性咽炎除咽痛外,还可出现发热怕冷、头痛酸痛、食欲差、大便干、口干渴等。工作时可带着口罩,避免粉尘,改善工作环境,加强自我保健,减少粉尘飞扬。坚持做到饭后漱口,晨起和晚睡前刷牙,保持口腔卫生清洁,可使咽喉远离炎症侵害。

应用指南

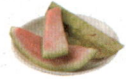 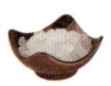 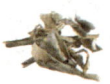

西瓜皮　　　冰糖　　　冬瓜皮

清热解暑,疏利咽喉

材料: 西瓜皮250克,冬瓜皮100克
调料: 冰糖少许
做法: 将西瓜皮洗净切成丝;冬瓜皮洗净切成丝。锅中注水烧开,倒入洗净的西瓜皮和冬瓜皮搅拌均匀,煮至食材熟软,加入少许冰糖,搅拌均匀,至冰糖融化,盛出煮好的汤汁,待其稍凉时即可饮用。

 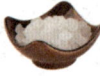

干无花果　　　冰糖　　　干百合

清热泻火,利咽解毒

材料: 干无花果30克,干百合20克
调料: 冰糖适量
做法: 将干无花果洗净;干百合洗净;锅中注入适量清水,倒入洗净的无花果和干百合大火烧开,放入适量的冰糖,续煮至冰糖完全融化,关火后盛出煮好的汤汁,待其稍凉时即可饮用。

调理食谱 罗汉果红米粥

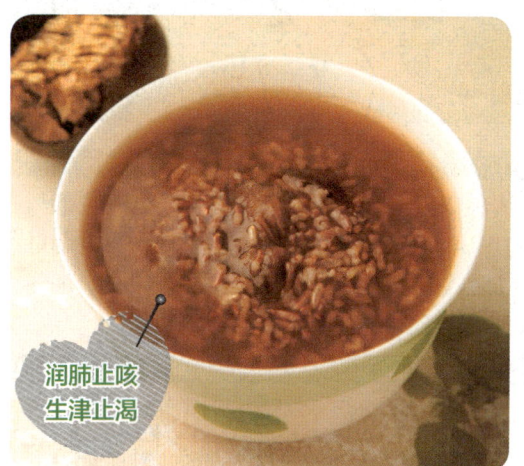

润肺止咳
生津止渴

材料： 红米50克，罗汉果半个

做法

① 将红米洗净，用清水浸泡半小时；罗汉果去壳，取里面的果肉，待用。② 锅中注入适量清水，倒入红米，煮至米粒开花后加入罗汉果，续煮至粥熟透。③ 关火盛出煮好的粥，放入碗中即可。

调理食谱 枇杷银耳汤

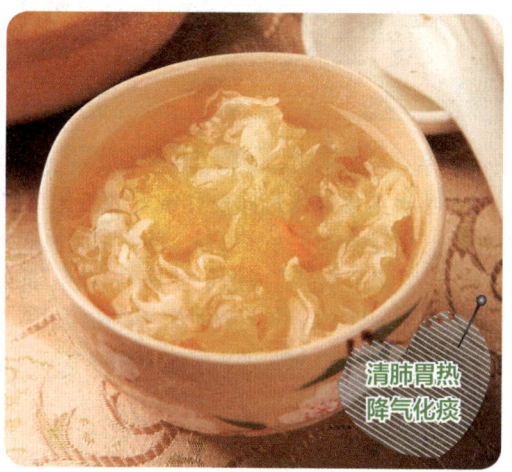

清肺胃热
降气化痰

材料： 枇杷160克
调料： 冰糖30克

做法

① 将洗净的枇杷去除头尾，切开，去核，切成小瓣，去除果皮，备用。② 锅中注入适量清水烧开，倒入切好的枇杷，烧开后用小火煮约10分钟。③ 倒入冰糖拌匀，略煮片刻，至其溶化，关火后盛出煮好的糖水即可食用。

抽烟多易引起慢性支气管炎

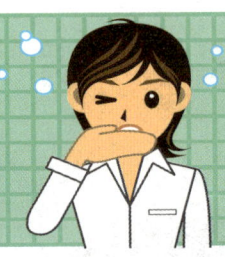

病症简介

呼吸道反复病毒感染和继发性细菌感染是该病变发展和疾病加重的重要原因。吸烟与慢性支气管炎的关系成正比，吸烟者比不吸烟的患病率高2~8倍。吸烟时间愈久，日吸烟量愈大，患病率愈高，戒烟可使病情减轻。患者要加强锻炼，增强体质，提高免疫功能；加强个人卫生，避免各种诱发因素的接触和吸入；戒烟酒，饮食清淡；保持足够睡眠时间。

应用指南

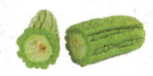 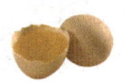 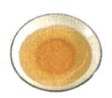   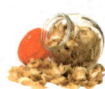 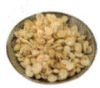

苦瓜　　鸡蛋　　蜂蜜　　　　鸭梨　　干百合　　杏仁

补虚润肺，润肠通便

材料： 苦瓜100克，鸡蛋1个
调料： 蜂蜜、盐各适量
做法： 苦瓜洗净切片；先将适量蜂蜜用锅微炒，然后加入清水少许，煮至沸腾后倒入切好的苦瓜，打入备好的鸡蛋，煮至食材熟透即可食用，每日早晚空腹各服1次。

滋阴润肺，清热止咳

材料： 鸭梨1个，干百合10克，杏仁9克
做法： 将鸭梨清洗干净，把头切掉一部分，然后在大的一部分里面挖一小洞，放入洗净的干百合和杏仁，用切掉的头封口，放入蒸盘中待用；蒸锅加水烧开，放入蒸盘煮熟，取出蒸好的梨。吃梨饮汤，每日1次。

橄榄鸡汤

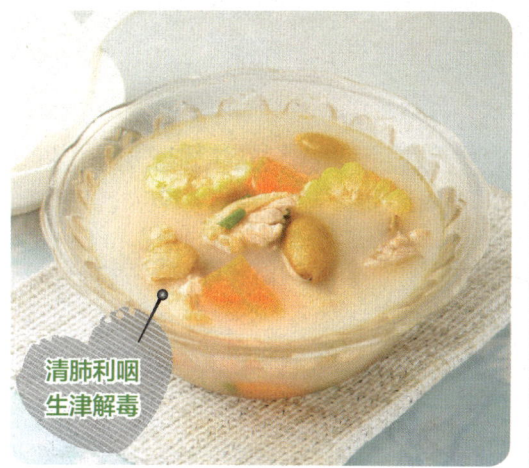

清肺利咽
生津解毒

材料： 鸡肉350克，玉米棒150克，胡萝卜70克，青橄榄40克，姜片、葱花各少许

调料： 鸡粉、胡椒粉、盐、料酒各适量

做法

① 将胡萝卜、鸡肉洗净切块；玉米棒洗净切厚块。② 鸡肉块汆水捞出。③ 锅中注水烧开，倒入鸡块、青橄榄、姜片、玉米、胡萝卜、料酒，烧开后小火煮至熟透；加盐、鸡粉、胡椒粉，略煮至汤汁入味，放葱花即可。

鱼腥草金银花瘦肉汤

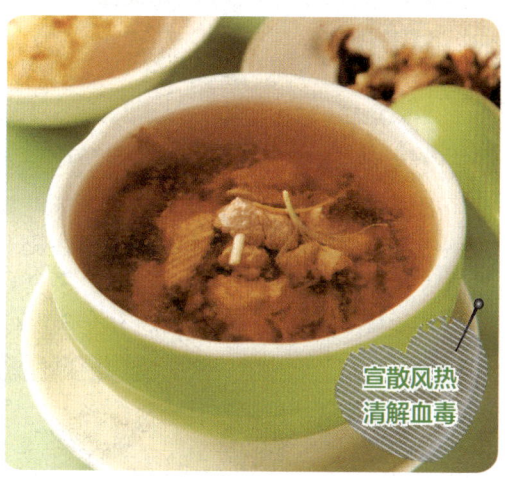

宣散风热
清解血毒

材料： 猪瘦肉240克，金银花、白茅根、鱼腥草各少许

调料： 盐2克，鸡粉2克

做法

① 将洗净的瘦肉切块。② 锅中注水烧开，倒入瘦肉，拌匀，去除血渍，捞出待用。③ 锅中注水烧热，倒入金银花、白茅根、鱼腥草，放入肉片，烧开后用小火煲约30分钟，滤出药材，加盐、鸡粉，拌匀调味即可。

电话打太多易引起耳鸣、头痛

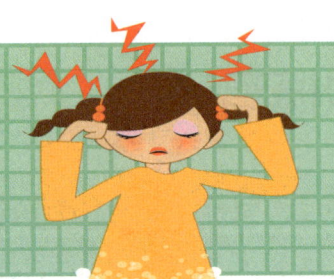

病症简介

耳鸣指在无任何外界相应的声源或电刺激时耳内或头部所产生声音的主观感觉。手机通话中会产生辐射，若打电话太多，会使人心烦意乱，严重者可影响正常的生活和工作。多食大豆，可改善耳鸣、头痛症状；多食含锌较高的食物，如鱼、牛肉、肝脏、各种海产品；多食紫菜、虾皮、黑木耳，补充铁，对耳鸣头痛有作用。

应用指南

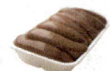 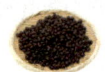 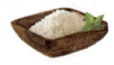

猪肾　　　　黑豆　　　　盐

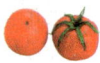 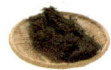

西红柿　　　鸡蛋　　　　紫菜

健肾补腰、和肾理气

材料： 猪肾200克，黑豆60克
调料： 盐、鸡粉各适量
做法： 将猪肾处理干净；黑豆洗净，备用。锅中注入适量清水，倒入备好的猪肾，放入洗净的黑豆，大火烧开后改用小火煮至所有食材煮至熟烂，加入适量盐，调入鸡粉，关火盛出即可。

滋阴清热，生津止渴

材料： 西红柿100克，紫菜20克，鸡蛋1个
调料： 食盐、鸡粉、食用油各适量
做法： 将紫菜洗净；西红柿洗净切块；鸡蛋入碗中，搅散，调匀，备用。锅中注水，淋入食用油，大火煮沸，放入备好的西红柿，倒入鸡蛋，搅拌片刻，倒入洗净的紫菜，续煮片刻，加入盐、鸡粉，拌匀盛出即可。

特效穴位 按摩头维穴

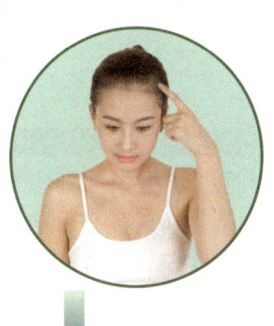

取穴： 位于头侧部，在额角发际上0.5寸，头正中线旁开4.5寸。

功效： 祛风泄火、止痛明目。治疗头痛、头晕目眩、口痛等。

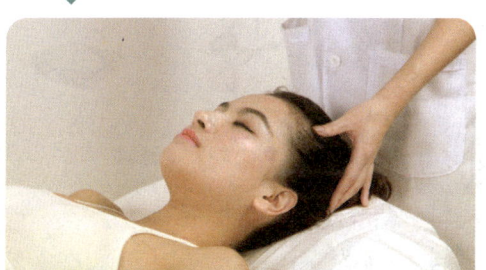

操作： 按摩者用两手大拇指指尖分别放于两侧头维穴上，其余四指附于患者的同侧脑部，力度由轻渐重，揉按头维穴1~2分钟。可每日可按摩数次。

特效穴位 按摩百会穴

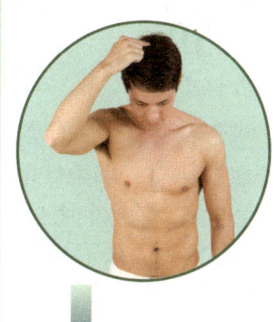

取穴： 位于头顶正中线与两耳尖连线交叉点处。

功效： 醒脑开窍、安神定志、升阳举陷。治疗头痛、痔疮、高血压、焦躁等。

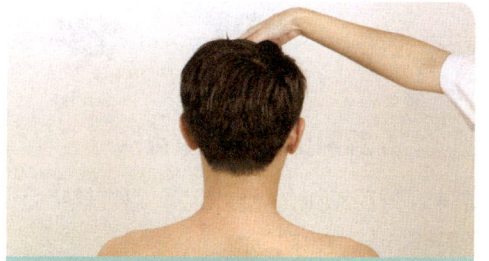

操作： 按摩者拇指指腹放在头顶百会上，从轻到重，先顺时针方向摩揉1分钟，后逆时针方向摩揉约1分钟。可每日可按摩数次。

站太久容易引起静脉曲张

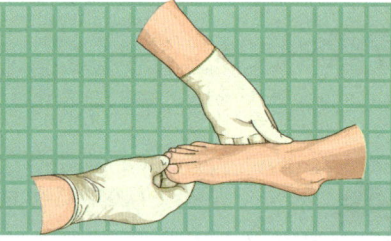

病症简介

　　静脉曲张指由于血液瘀滞、静脉管壁薄弱等因素，导致的静脉迂曲、扩张。身体多个部位的静脉均可发生曲张，静脉曲张最常发生的部位在下肢，长期站立太久容易引发此症。患者可在治疗的同时穿弹力袜子或弹力绷带，防止浅静脉淤血，但要注意不要过紧，以免弄破皮肤形成溃疡；忌辛辣刺激之品，如葱、蒜、辣椒等。

应用指南

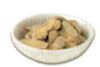 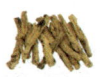   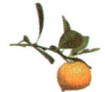 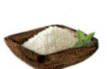

黄芪　　　党参　　　荔枝核　　　　猪肚　　　金橘根　　　盐

养阴生津，补中益气

材料：黄芪20克，党参15克，荔枝核15克，芒果核15克，粳米15克

做法：将黄芪洗净；党参洗净；荔枝核洗净；芒果核洗净；粳米洗净，备用。将黄芪、党参、荔枝核、芒果核放入纱袋中；锅中注入清水，放入备好的纱袋，倒入备好的粳米，大火烧开煮至大米熟烂，盛出即可。

疏肝解郁，益气补虚

材料：猪肚100克，金橘根30克

调料：食盐适量

做法：将金橘用清水洗净；猪肚洗净切成条形；锅中注入适量清水，倒入洗净的猪肚，放入洗净的金橘根，搅拌均匀，大火烧开，续煮至食材熟透，调入适量盐拌匀，盛出即可食用。

特效穴位 按摩足三里穴

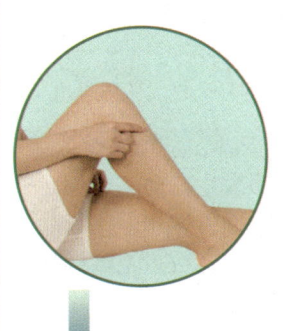

取穴： 位于小腿外侧，外膝眼下3寸，距胫骨前嵴1横指。

功效： 通经活络、疏风化湿、促进血液循环。

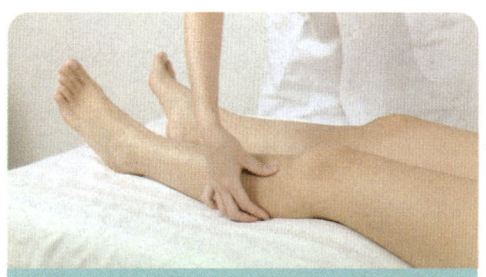

操作： 按摩者用拇指指腹按揉足三里穴，以顺时针方向轻轻按摩50次。可每日按摩数次。

特效穴位 按摩太冲穴

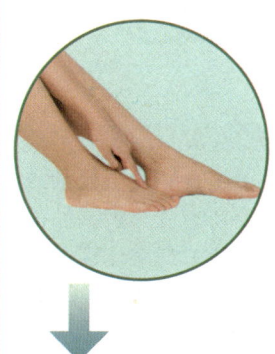

取穴： 位于足背，当第1、第2跖骨间隙的后方，触及动脉搏动处。

功效： 有助于改善下肢血液循环、气血不通、麻木等症状。

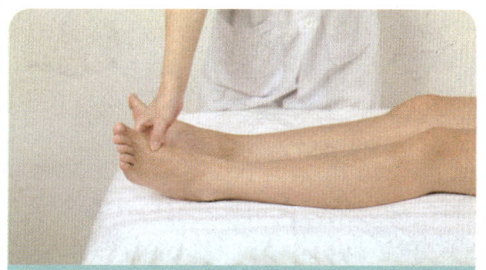

操作： 按摩者用左手拇指指腹揉捻右太冲穴，有酸、胀感为宜，1分钟后再换右手拇指指腹揉捻左太冲穴1分钟。可每日按摩数次。

经常化妆易患接触性皮炎

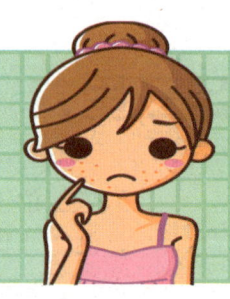

病症简介

接触性皮炎指接触化妆品而引起刺激性和变应性接触性皮炎,多发生在面、颈部。一般情况下,使用频率较高的普通护肤品常会引起变应性接触性皮炎,而特殊用途化妆品,如除臭、祛斑、脱毛类等,则常在接触部位引起刺激性接触性皮炎。患者应多吃含维生素类的食物;饮食要均衡,可多食新鲜蔬果;忌食辛辣刺激性食物,饮食宜清淡;多喝水。

应用指南

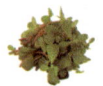 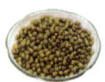 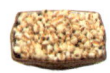 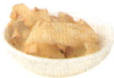 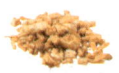

鲜马齿苋　　绿豆　　薏米　　　　百合　　玉竹　　沙参

清热解毒,收湿止痒

材料: 马齿苋90克,水发绿豆70克,水发薏米70克

调料: 盐2克,食用油2毫升

做法: 将洗净的马齿苋切成段;锅中注水烧开,倒入泡好的薏米、绿豆拌匀,烧开后用小火炖煮30分钟,至食材熟软,放入马齿苋搅匀,用小火煮10分钟加盐调味即可。

养阴清热,凉血解毒

材料: 百合、玉竹、天花粉各15克,沙参10克,山楂9克

做法: 将百合洗净;玉竹洗净;天花粉洗净;沙参洗净;山楂洗净,将所有食材用纱袋装好。锅中注入清水,倒入备好的纱袋,大火烧开,续煮至药性析出。关火后盛出煮好的汤汁,每日1剂,代茶饮。

桑菊银花茶

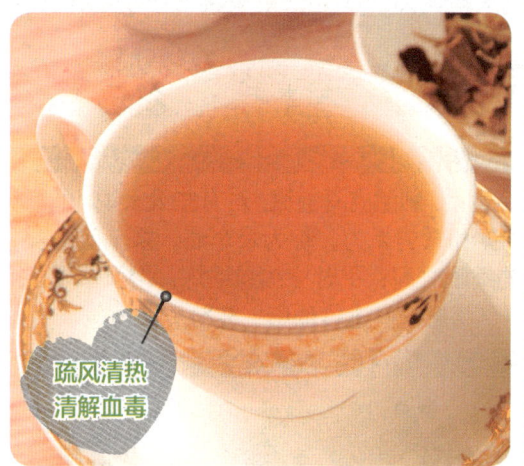

疏风清热
清解血毒

材料：山楂干15克，桑叶7克，菊花、金银花各少许

做法

①砂锅中注入适量清水烧热，倒入备好的桑叶、山楂干，放入菊花、金银花，搅拌均匀，烧开后用小火煮约20分钟至药材析出有效成分，持续搅拌一会儿。②关火后盛出煮好的药茶，滤入杯中即可。

丹参冬瓜皮茶

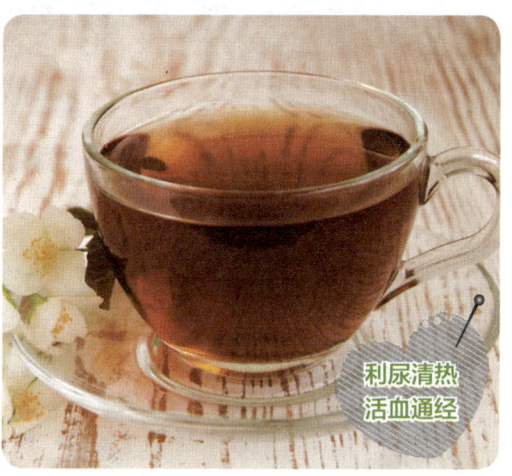

利尿清热
活血通经

材料：黄芪、冬瓜皮、丹参各10克

做法

①砂锅中注入适量清水烧开，放入备好的黄芪、冬瓜皮、丹参，搅拌均匀。②盖上盖，用小火煮20分钟，至药材析出有效成分。③揭开盖，将药材及杂质捞干净，将煮好的药茶盛出，装入杯中，待稍微放凉即可饮用。

常出差,晕车晕机太难受

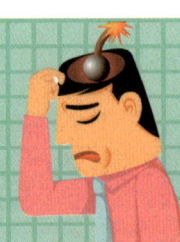

病症简介

车、船、飞机等交通工具产生不规则的颠簸运动,刺激内耳前庭,对有些人来说,可发生眩晕、恶心、呕吐等症状,常伴头痛、精神不振和软弱无力,称为晕车病。乘车前进食不宜过饱或过饥,不宜过劳,前晚要保持充足的睡眠时间;平时应加强锻炼,增强体质,可多做转头、原地旋转、翻滚等运动,使晕车得到缓解。宜进食低脂、淀粉类食物。

应用指南

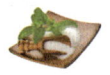   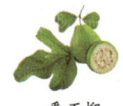 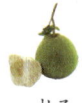 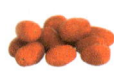

白砂糖　　姜末　　丁香　　　番石榴　　柚子　　圣女果

温中止呕,防晕车晕机

材料: 姜末30克,丁香粉5克
调料: 白砂糖50克
做法: 锅内注入适量清水,倒入适量白砂糖,小火煮至白砂糖融化,倒入备好的生姜末,撒入适量丁香粉,搅拌均匀,关火后,盛出煮好的糖,放入盘中,切成小块,在车上或飞机上可放一块。

发汗止表,防止恶心呕吐

材料: 番石榴120克,柚子肉100克,圣女果100克,牛奶30毫升
调料: 沙拉酱10克
做法: 将圣女果洗净切小块;去皮剥下的柚子肉切小块;番石榴洗净切小块;把切好的水果装入碗中,倒入牛奶、沙拉酱,搅拌均匀盛出,装入盘中即可。

酸奶水果杯

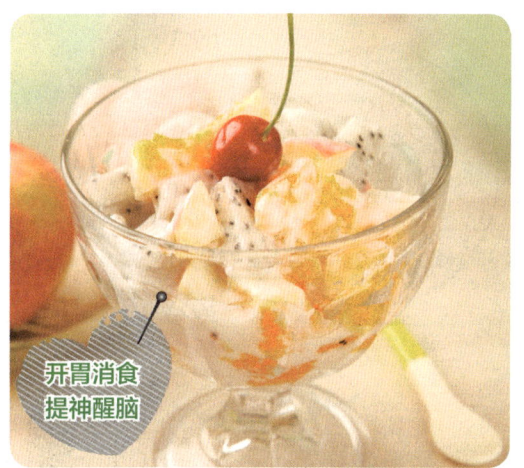

开胃消食
提神醒脑

材料： 火龙果60克，苹果50克，菠萝50克，樱桃1枚，酸奶50毫升

做法

①将火龙果洗净去皮切小块；苹果洗净去皮切小块；菠萝去皮洗净切小块，备用。②将所有切好的水果放入备好的杯中，倒入备好的酸奶，搅拌均匀，最后放上樱桃点缀即可。

芒果香蕉蔬菜沙拉

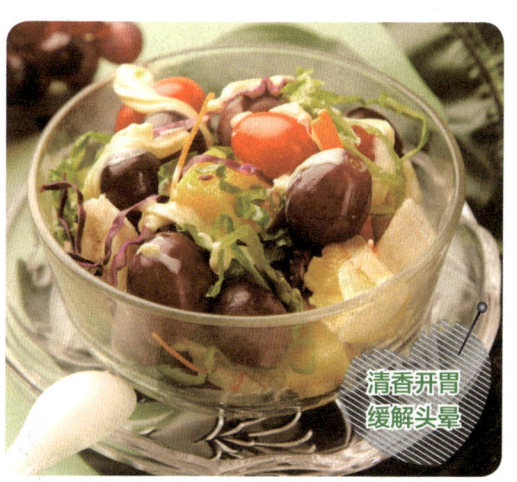

清香开胃
缓解头晕

材料： 葡萄50克，芒果1个，香蕉1条，紫甘蓝30克，生菜20克，圣女果5颗，沙拉酱适量

做法

①将葡萄、圣女果洗净；芒果洗净去皮，切成小块；香蕉去皮切成段；紫甘蓝、生菜分别洗净切成丝，待用。②将所有的水果蔬菜放进一个大杯子里，挤入沙拉酱即可。

特效穴位 按摩内关穴

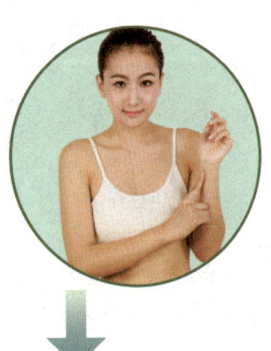

取穴： 位于手掌后，手腕上距离手掌二寸，两筋之间位置处。

功效： 宁心安神、理气止痛。可治疗晕车、晕船等。

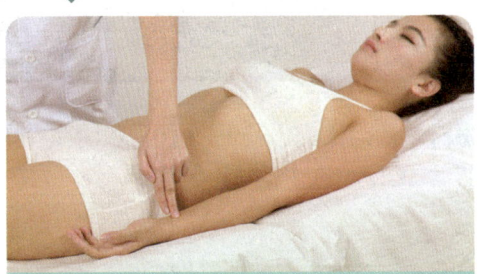

操作： 将食指和中指并拢，二指指腹按压内关穴，每分钟按压30~50下，可以持续按压3~5分钟。

特效穴位 按摩合谷穴

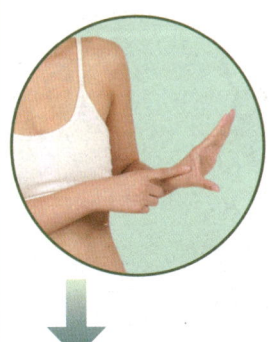

取穴： 以一手的拇指指间关节横纹，放在另一手拇指、食指之间的指蹼缘上，当拇指尖下是穴。

功效： 提神醒脑、防治头痛。

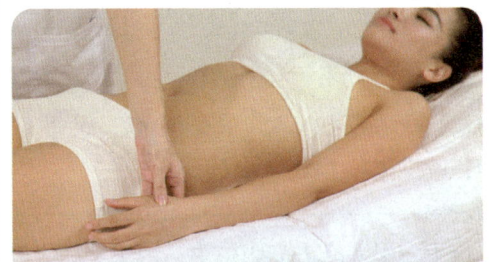

操作： 患者取坐位或仰位时，用拇指指腹按压另一手的合谷穴，每分钟按压40~50下，可以持续按压5分钟。